急诊医学
理论进展与临床实践

吕金泉　主编

江西科学技术出版社

目　录

第一章　概　论

第一节　急救医疗服务体系 ………………………………………………（ 1 ）

第二节　危重症监测 ………………………………………………………（ 6 ）

第二章　常见院前急救

第一节　挤压综合征 ………………………………………………………（ 15 ）

第二节　猝死 ………………………………………………………………（ 22 ）

第三章　常见院内急救

第一节　休克 ………………………………………………………………（ 27 ）

第二节　弥散性血管内凝血 ………………………………………………（ 41 ）

第三节　脓毒症 ……………………………………………………………（ 50 ）

第四章　呼吸系统急症

第一节　重症肺炎 …………………………………………………………（ 56 ）

第二节　呼吸衰竭 …………………………………………………………（ 69 ）

第三节　自发性气胸 ………………………………………………………（ 75 ）

第五章　心血管系统急症

第一节　高血压急症 ………………………………………………………（ 79 ）

第二节　急性冠状动脉供血不足 …………………………………………（ 88 ）

第六章　消化系统急症

第一节　上消化道出血 ……………………………………………………（ 98 ）

第二节　下消化道出血 ……………………………………………………（ 110 ）

第三节　急性胰腺炎 ………………………………………………………（ 113 ）

第七章　内分泌系统急症

第一节　糖尿病酮症酸中毒 ………………………………………………（ 123 ）

第二节　低血糖症 …………………………………………………………（ 132 ）

第三节　甲状腺危象 ………………………………………………………（ 134 ）

诊科和 ICU 纷纷崛起,各城市先后成立了急救中心(120)。

为了保障急救工作的高速、高效,保证急重症伤员治疗的管理规范性,国际上先进的国家率先建立了 EMSS,使院前急救,急诊科院内急救-ICU 救治形成一个完整的体系。该体系既适合于平时急诊医疗工作,也适合于战争或突发事件的处理,目的是用最短的时间把最有效的医疗服务提供给伤病员。

院前急救是 EMSS 中重要的一环,院内急诊和重症监护治疗是患者生命支持治疗连续体中的核心环节,彼此密切相关。ICU 病房是专职重症监护病房,非同于各专科所谓的"重症监护室"。其组成是专职的重症医疗医护人员,融合有多学科的先进技术,专门研究和治疗所有各种重危患者,配备有医院最好的监护急救设备,擅长于疾病危重期的抢救和治疗,是医院救治危重患者的基地。多器官功能不全(MODS)的防治、脓毒症、严重休克、心肺脑复苏、严重创伤、脏器功能支持技术等内外科难点,正是急救危重病医学研究的主要方向和重点。医学科学既高度分化,又高度综合,而最终向高度综合的整体化趋势发展,危重病医学作为急救医疗服务体系的最高阶段即 ICU,其专科技术水平不断进步,已成为一所医院医疗能力与水平的综合体现。

二、院前急救的建立

对于 EMSS 来说,急危重症的前端服务即院前急救医疗的建立与完善,必将在急救医学整体学科体系建立上起到划时代的作用。院前急救医疗服务不仅满足了需要急诊、急救医疗服务的患者及其家属的需求,同时也为院内急救医疗提供了更好的疗效保证。院前急救客观上带动与引导了院内急救与危重病 ICU 专业的发展,而院内急救与 ICU 发展又提高了院前急救医疗的水平,为急救医学三环理论(院前急救环、院内急诊环、重症监护治疗环)建立与完善奠定了基础。

院前急救有两个重要原则不可改变。第一个原则是"对症治疗"。院前急救是对"症"而不对"病",也就是说院前急救的主要目的不是为了"治病",而是为了"救命"。第二个原则是"拉起就跑"。对一些无法判断、无法采取措施或即使采取措施也无济于事的危重伤病,应该尽快将患者送到有条件治疗的医院,不要在现场做无价值的抢救。时间就是生命,院前过长的耽误将使患者丧失仅有的一线生机。

三、对 EMSS 的展望

我国的 EMSS 近 20 年来取得了长足的进步,有自己的特色和优点,但与发达国家相比在某些地方还存在着一定的差距和不足。借鉴国外发达国家的先进经验,探索出一条符合中国国情的 EMSS 发展道路,使我国的 EMSS 得到更迅速的发展。

(一)提高急救应急能力

2001 年 4 月,国务院颁布了《关于特大安全事故责任追究的规定》。SARS 疫情暴发后,为进一步提高急救应急能力,国务院于 2003 年 5 月又颁布了《突发公共卫生事件应急条例》,SARS 疫情的成功控制使我国在应急反应能力方面有了较大幅度的提高,但与发达国家相比,我国的应急反应能力相对滞后,对应急系统的资金、人力、物力的投入还应加大。

1.建立和完善城市救援系统　　目前,欧美等发达国家的城市大多拥有"紧急医疗救援服务体系",其紧急救护电话与警察、消防同为一个号码,实行联网互动、资源共享。而我国目前大多城市没有或无完善的城市救援体系。院前急救网络缺乏合理布局,抢救方式单一,在救援时间与质量上与国际相去甚远。因此,我国也可以借鉴国外的经验,将消防、警察和医疗急救人员进行整合,把"110""119""120"等紧急呼救电话综合为一个号码,并建立与国际接轨的 EMSS 机构。根据地域设立若干个 EMSS 点,形成网络,以缩短救援半径和救援时间,实现城市救援网络的一体化、标准化、规范化,尽快与国际接轨。

2.实现急救装备的现代化　　一是逐步改善现有急救中心站的条件环境,逐渐实现功能齐全、设施完善、职能配套的目标。二是更新和添置现代化的交通通信工具以及救护设备,有条件的地区逐步发展直升机、轻型飞机等空中救护。

(1)救护车转运:今后影响救护车运营最大可能的问题是救护车的数量骤增、转运经费不断攀升、使用救护车的人员倍增等,这些将会引起急救需求和成本之间的矛盾,其中需求的锐增将会成为全世界院前急救医疗面临的共同危机。我国救护车转运患者的问题也日益凸显,其中运营能力低下是整个急救系统需要研究解决的问题。为提高救护车分派、转运及临床交接,EI-Samir 等利用移动网络和定位技术,提出了一个急救新模式,即呼叫紧急电话时,系统能够根据患者在互联网上的健康记录(OHR),分派出离患者最近的救护车,在实施快速院前急救的同时,取得患者同意后将其送往最近医院的急诊科。

(2)急救直升机的应用:鉴于目前医疗卫生预算费用的压力,直升机救护的时间、成本、效益性一直备受争议。因此,在院前急救中启动急救直升机前对患者的初步筛查有着重要意义。我国急救直升机的使用尚属起步,各地医疗机构虽纷纷修建了直升机停机坪,但由于目前我国对低空空域尚未开放、直升机救援的规章和标准还没有明确的规定、直升机医疗救援的安全监察责任还没有明确等问题的存

第二节　危重症监测

一、基本概念

危重症监测是 ICU 最主要的功能之一,直接关系到危重患者的诊断与预后。ICU 每床配备床边监护系统,能进行心电、血压、血氧饱和度等基本监护;配备呼吸机、复苏呼吸气囊、输液泵、微量泵、肠内营养泵;配有心电图机、除颤仪、纤维支气管镜和电子升温、降温设备;配有心肺复苏抢救车,包括各类抢救药,各种型号的喉镜、气管插管、气管切开套管、气管切开包。其他配置包括:床旁血气分析仪,床旁简易生化仪,乳酸分析仪,持续肾脏替代治疗仪,床边 X 线摄片机,简易超声仪,简易手指血氧仪,或二氧化碳检测仪,血流动力学、呼气末二氧化碳、代谢等监测设备,心脏起搏设备,床边脑电图和颅内压监测设备。

二、危重症临床常用监测

(一)血流动力学监测

血流动力学监测是对循环系统中血液运动的规律性进行定量地、动态地、连续地测量和分析,并将这些数据用于了解病情的发展和指导临床的治疗。血流动力学监测分为无创性和有创性两大类:无创性血流动力学监测是指应用对机体没有机械损害的方法获得的反映各种心血管功能的参数,安全方便,患者易于接受;有创性血流动力学监测是指经过体表插入各种导管或探头到心腔或血管腔内,直接测定心血管功能参数的监测方法,该方法能够获得较为全面的血流动力学参数,尤其适用于急危重症患者的诊治,其缺点是对机体有一定的伤害性,操作不当会引起并发症。

有创性血流动力学监测是利用气囊漂浮导管(Swan-Ganz 导管)经外周静脉插入右心及肺动脉直接测压,也可间接测定左心排血量。血流动力学监测的适应证是各科急危重患者,如创伤、休克、呼吸衰竭和心血管疾病,以及心胸、脑外科较大而复杂的手术。漂浮导管有双腔、三腔、四腔和五腔 4 种类型,其中以四腔漂浮导管较常用。气囊漂浮导管全长 110cm,导管表面每隔 10cm 处标有标记。导管的顶端有一个乳胶气囊,可充入 1.5ml 气体,充气后直径约 1cm,气囊将管端包裹,充气后的气囊基本与导管的顶端平齐,但不阻挡导管顶端的开口,此腔为与气囊相通的气体通道,导管借助于气囊在血管中漂浮行进。导管顶端有一腔开口,可做肺动脉压和肺毛细血管楔压监测,亦可抽取血样,此为双腔心导管。三腔管是在距导管顶端约 30cm 处,有另一腔开口,当导管顶端位于肺动脉时,此口恰好在右心房内,可做右心房压力监测;亦可由此腔注入冰盐水,以便用热稀释法测定心排血量。四腔是实心部分,在顶端 4cm 处的侧孔内嵌有热敏电阻,该腔在心房及心室这一段导管表面有一加温系统,间断性地使周围血液温度升高,热敏电阻可测定血温变化,故可获得温度—时间曲线来测定心排血量,亦称连续温度稀释法测定心排血量,此为完整的四腔气囊漂浮导管。

1.肺动脉压和肺毛细血管楔压监测　漂浮导管能够迅速地进行各种血流动力学监测,在肺动脉主干测得的压力称为肺动脉压(PAP),漂浮导管在肺小动脉的楔入部位所测得的压力称为肺动脉楔压(PAWP,又称肺毛细血管楔压,PCWP)。在心室舒张终末,主动脉瓣和肺动脉瓣均关闭,二尖瓣开放,这样就在肺动脉瓣到主动脉瓣之间形成了一个密闭的液流内腔,如肺血管阻力正常,则左心室舒张末压(LVEDP)、肺动脉舒张压(PADP)、PAWP 和 PCWP 近似相等。因此,LVEDP 可代表左心室前负荷,且受其他因素影响较小。但临床测定 LVEDP 较困难,而 PADP 和 PAWP 在一定的条件下近似 LVEDP,故监测 PAWP 可用于间接监测左心功能。

(1)肺动脉压(PAP):代表右心室收缩期压力,反映肺小动脉或肺毛细血管床的流量与梗阻情况。其正常值:肺动脉收缩压(PASP)15～20mmHg,PADP 6～12mmHg,肺动脉平均压(PAMP)9～17mmHg。PAP 升高时可见于左心衰竭;PAP 下降常见于肺动脉瓣狭窄、低血容量性休克等。

(2)肺毛细血管楔压(PCWP):可反映左心房平均压及左心室舒张末压,是判断左心功能较有价值的指标。正常值为 5～12mmHg。PCWP 升高常提示左心功能不全、二尖瓣狭窄或心源性休克等。PCWP>18mmHg 时可出现肺瘀血;PCWP≥30mmHg 时易发生肺水肿;PCWP 降低见于血容量不足。

2.心排出量监测　心排出量(CO)是指心室每分钟射出的总血量,CO 是反映心泵功能的重要指标,其受心肌收缩性、前负荷、后负荷、心率等因素的影响。CO增多见于血容量增加、正性肌力药物作用;CO 减少多见于左心功能不全、心源性休克、主动脉高压等。通过 CO 也可计算其他血流动力学参数,如心脏指数、每搏量、每搏指数和每搏功。与 CO 有关的血流动力学指标见表 1-1。有创测定 CO 的方法有热稀释法和连续温度稀释法;无创测定 CO 的方法有心阻抗血流图和多普勒心排量监测。可以从 CO、MAP、PAP 等计算出体循环血管阻力(SVR)和肺循环血管阻力(PVR)。

症时,此时监测的 $P_{ET}CO_2$ 不能真正代表 $PaCO_2$ 水平,如果按 $P_{ET}CO_2$ 调节通气量,则可能导致判断失误,甚至引起意外,而应立即进行动脉血气分析,以寻找原因并做相应处理。

2.换气功能监测　肺换气功能受通气/血流比例(VA/QC)、肺内分流、生理无效腔(生理无效腔)、弥散功能等影响,因此其功能监测包括诸多方面。

(1)动脉氧分压(PaO_2)与氧合指数(PaO_2/FiO_2):这是常用的评价肺氧合和换气功能的指标,PaO_2 是指动脉血液中物理溶解的氧分子所产生的压力。正常人 PaO_2 为 95~100mmHg,可反映人体呼吸功能及缺氧程度。PaO_2 < 80mmHg,则提示有低氧血症,其中 PaO_2 60~80mmHg 为轻度低氧血症;PaO_2 40~60mmHg 为中度低氧血症;PaO_2 < 40mmHg 则为重度低氧血症。因 PaO_2/FiO_2 在吸入氧浓度(FiO_2)变化时能反映肺内氧气的交换状况,故其意义更大。如 PaO_2/FiO_2 ≤ 300mmHg 或 ≤ 200mmHg 分别是急性肺损伤(ALI)和急性呼吸窘迫综合征(ARDS)的诊断标准之一。

(2)脉搏血氧饱和度(SpO_2):SpO_2 是用脉搏血氧饱和度仪经皮测得的动脉血氧饱和度值,它是临床常用的评价氧合功能的指标。临床上 SpO_2 与动脉血氧饱和度(SaO_2)有显著相关性,相关系数为 0.90~0.98,故被广泛用于多种复合伤以及麻醉过程中的监测。SpO_2 监测能及时发现低氧血症,以指导机械通气模式和 FiO_2 的调整。通过 SpO_2 的监测,可以间接了解患者 PaO_2 高低。这是通过已知的氧饱和度与氧离曲线对应关系,求出患者的 PaO_2。

(3)通气/血流比例(V_A/Q_C):有效的气体交换不仅取决于足够的肺泡通气以及吸入气体在肺内的均匀分布,更重要的是要求各个肺泡的通气量与流经肺泡周围毛细血管内的血流量相匹配。正常时每个肺泡的 V_A/Q_C 为 0.8,提示换气效能最佳。如果病变引起通气不足或血流减少均可导致 V_A/Q_C 失调。V_A/Q_C 比值大于 0.8 时表示肺泡通气正常,由于没有足够的血流与正常肺泡通气的气体交换而成为无效通气(即血流灌注不足);反之,V_A/Q_C 比值小于 0.8 时则表示肺泡周围毛细血管内血流正常,部分血液因无足够的通气进行气体交换而成为无效灌注(即通气不足)。V_A/Q_C 失调均可引起换气功能障碍,导致缺氧发生,是肺部疾患产生缺氧最常见的原因。

(4)肺泡动脉氧分压差($A-aDO_2$):指肺泡气氧分压(PaO_2)与动脉血氧分压(PaO_2)之差值,它是反映肺内气体交换效率的指标,其差值受 V_A/Q_C、肺弥散功能和动静脉分流的影响。成人正常值在吸空气时为 5~15mmHg,吸纯氧时为 40~100mmHg。肺泡换气功能障碍时,$A-aDO_2$ 增大。

（三）肝功能监测

1.血清酶学监测　肝脏是人体酶含量最丰富的器官,当肝细胞损伤时细胞内的酶释放入血,使血清中相应酶的活性或含量升高。反映肝细胞损害的血清酶学监测指标主要是血清氨基转移酶,它包含两个酶,即丙氨酸氨基转移酶（ALT）,主要分布在肝细胞非线粒体中;天门冬氨酸氨基转移酶（AST）,主要分布在心肌,其次分布在肝细胞线粒体内。正常血清 ALT 为 $10\sim40U/L$;AST 为 $10\sim40U/L$。测定肝细胞损伤的灵敏度 ALT＞AST,但在严重肝细胞损伤时,因线粒体膜损伤导致大量 AST 释放,此时 AST＞ALT。血清氨基转移酶升高的幅度在一定程度上反映肝细胞坏死的范围,有助于病情的动态观察。

2.胆红素代谢的监测　胆红素代谢的监测有血清总胆红素、结合胆红素和非结合胆红素。正常血清总胆红素为 $3.4\sim17.1\mu mol/L$,其中结合胆红素 $0\sim6.8\mu mol/L$,非结合胆红素 $1.7\sim10.2\mu mol/L$。若血清总胆红素 $34.2\sim170\mu mol/L$ 为轻度黄疸,$171\sim342\mu mol/L$ 为中度黄疸,大于 $342\mu mol/L$ 为重度黄疸。若总胆红素显著增高伴结合胆红素明显增高,且结合胆红素/总胆红素大于 0.5 提示为梗阻性黄疸;总胆红素增高伴非结合胆红素明显增高,且结合胆红素/总胆红素小于 0.2 提示为溶血性黄疸;三者均增高,结合胆红素/总胆红素 $0.2\sim0.5$,则为肝细胞性黄疸。

3.蛋白质代谢的监测

（1）血清总蛋白和白蛋白:正常成人血清总蛋白为 $60\sim80g/L$,其中白蛋白 $40\sim55g/L$。因肝具有很强的代偿能力,加之白蛋白的半衰期较长,急性肝病时白蛋白多在正常范围,故人血白蛋白测定不是急性肝病良好的监测指标。急性肝衰竭早期虽然已有肝细胞受损,使白蛋白减少,但肝内免疫系统受到刺激致球蛋白增多,此时总蛋白并不降低。若白蛋白持续下降,则提示肝细胞坏死进行性加重。

（2）血氨:氨对中枢神经系统有高度致毒性,氨主要通过肝鸟氨酸循环形成无毒的尿素,再经肾排出体外,所以肝脏是解除氨毒性的重要器官。血氨正常值为 $11\sim35\mu mol/L$。急性严重肝损害时可致血氨升高,出现不同程度的意识障碍,甚至昏迷。

（四）肾功能监测

肾功能监测主要包括肾小球功能和肾小管功能监测。本书重点介绍肾小球功能监测。

1.血肌酐（Scr）　肌酐是肌肉代谢产物,通过肾小球滤过而排出体外,故 Scr 浓度升高反映肾小球滤过功能减退,敏感性较血尿素氮（BUN）高,但并非早期诊断

舒张末期容积之和,等于整个心脏的充盈容积。胸内血容量是指胸部心肺血管腔内的血容量,包括全心舒张末期容积和肺血容量,是反映心脏前负荷的指标。与CVP等指标不同,GEDV 和 ITBV 是以容量参数直接反映心脏容量状态,消除了胸腔内压力和心肌顺应性等的干扰,从而更准确地反映心脏容量的真实情况。

3.肺水监测指标 肺水监测指标包括 EVLW 及 PVPI,EVLW 指分布于肺血管外的液体,该液体由血管滤出进入组织间隙的量,由肺毛细血管内静水压、肺间质静水压、肺毛细血管内胶体渗透压和肺间质胶体渗透压所决定。任何原因引起的肺毛细血管滤出过多或排出受阻都会使 EVLW 增加,导致肺水肿。超过正常 2 倍的 EVLW 就会影响气体弥散和肺功能,出现肺水肿的症状与体征。EVLW 是一项显示病情严重程度的指标。

(二)PiCCO 的临床应用

PiCCO 可以通过监测 GEDV、ITBV 反映心脏容量状态,常把 EVLW 作为床旁评估肺水肿程度的唯一指标,而 PVPI 则用于鉴别肺水肿的类型。PiCCO 的SVV 及 ITBI 在评价机械通气的 HC 大容量方面明显优于 HR、MAP、CVP 及PAWP。

有研究表明,脓毒性休克中 GEDV 比 CVP 更适合作为心脏前负荷的指标。在一项大范围的前瞻性研究中 ELWI 可以在 ARDS 还没有明显临床症状时就能及早地判断出肺损伤,可以帮助管理严重的脓毒症患者,在判断肺损伤和肺水肿方面优于临床症状和 X 线,因此在所有的脓毒症患者中使用 PiCCO 有益于患者的管理。据资料显示,EVLW 与氧合指数呈负相关,与呼气末正压呈正相关。有学者发现,EVLW 与机械通气时间以及住院死亡率均显著相关。感染性休克患者经过及时治疗,EVLW 会明显降低,液体趋于负平衡,提示预后较好。Sakka 等发现,低EVLW 患者的死亡率明显低于高 EVLW 者。有研究显示,对于严重创伤患者,用PCWP 和 CVP 评估前负荷准确性明显减低。肖秋生等研究结果说明,PiCCO 监测技术通过监测 ITBV、GEDV 及其容量复苏后的变化能准确、可靠地评估患者容量状态,对严重创伤患者的液体管理具有重要价值。

第二章 常见院前急救

第一节 挤压综合征

一、基本概念

挤压综合征是四肢及躯干肌肉丰富的部位遭受长时间重物挤压后,出现以肢体肿胀、肌红蛋白尿、高血钾为特点的急性肾衰竭。其临床表现除了包括挤压的局部肌肉坏死外,主要表现为全身性的病理生理改变以及由此所造成的肾脏功能损害。挤压综合征既是挤压伤引起的全身病变的表现,也是急性肾衰竭的特殊类型。

挤压综合征的预后不仅取决于外界因素,而且也取决于受压部位发生的病理过程,同时与机体对创伤的反应有关。影响挤压综合征预后的主要因素有机体受压的重量、面积、受压时间、周围环境如温度、空气流通情况等。挤压综合征病情危重,除了急性肾衰竭,常合并其他器官功能衰竭,如脓毒症、ARDS、DIC、出血、低血容量性休克、心衰、心律失常、电解质紊乱及心理创伤等问题,病死率可高达50%。死亡原因主要为水中毒、高血钾、尿毒症和化脓性感染。

二、常见病因

1.建筑物、设施倒塌或山体滑坡 常见于严重自然灾害(如地震、热带风暴、泥石流等)、工程事故、战争时期,多成批出现。

2.交通事故 机体受到车辆或者重物长时间压迫,如不及时解除压迫可导致挤压综合征。

3.被动体位 偶见于昏迷、醉酒、冻僵、药物中毒、手术与肢体瘫痪长期卧床的患者,因长时间固定单一体位导致自身重力压迫,造成局部肌肉的挤压伤,重者可引起挤压综合征。

六、诊断思路

（一）诊断

1.病史采集　详细了解致伤原因和方式,肢体受压时间,相应的全身及局部症状等。伤后有无深褐色或茶色尿以及少尿的情况。

2.体格检查　受压肢体肿胀,皮肤发亮、张力高,筋膜腔内组织压测定＞30mmHg或者比舒张压低20～45mmHg。有脱水、创伤性休克的临床表现。

3.实验室检查　高血钾、高血磷、低血钙、氮质血症、血色素降低、红细胞计数减少、红细胞压积降低、代谢性酸中毒和肝肾功能测定异常、心肌酶异常以及尿常规异常,潜血试验强阳性,尿肌红蛋白定性检查阳性。

4.诊断标准　①有长时间受重物挤压的受伤史及临床表现;②持续少尿或无尿,并且经补液治疗尿量无明显增多,尿色出现茶色、深褐色;③尿中出现蛋白、红细胞、白细胞及管型;④血清肌红蛋白、肌酸磷酸酶、乳酸脱氢酶水平升高;⑤氮质血症、高血钾、代谢性酸中毒等急性肾损伤表现。

5.临床分级　可按伤情的轻重、肌群受累的容量和相应的化验检查结果的不同,将挤压综合征分为三级。

一级:肌红蛋白尿试验阳性,CPK＞10000IU/L,无急性肾衰等全身反应。若伤后早期不做筋膜切开减张,则可能发生全身反应。

二级:肌红蛋白尿试验阳性,CPK＞20000IU/L,血肌酐和尿素氮增高而无少尿,但有明显血浆渗入组织间,有效血容量丢失,出现低血压。

三级:肌红蛋白尿试验阳性,CPK明显增高,少尿或无尿,休克,代谢性酸中毒以及高血钾者。

（二）鉴别诊断

1.挤压伤或筋膜间隔区综合征　筋膜间隔区压力升高造成肌肉缺血坏死,形成肌红蛋白血症,但无肾功能衰竭。

2.严重创伤导致急性肾衰竭　虽有急性肾衰竭临床表现,但无肌肉缺血坏死、肌红蛋白尿、高血钾。

七、救治方法

1.现场急救处理

(1)抢救人员迅速进入现场,力争及早解除重物压迫,减少本病发生概率。

(2)伤肢制动,以减少组织分解的毒素被吸收、减轻疼痛,尤其对尚能行动的患者要说明活动的危险性。

（3）伤肢用凉水降温,暴露在凉爽的空气中。禁止按摩与热敷,以免加重组织缺氧。

（4）伤肢不应抬高,以免降低局部血压,影响血液循环。

（5）伤肢有开放伤口和活动出血者应止血,但避免应用加压包扎和止血带。

（6）患者一律饮用碱性饮料,既可利尿,又可碱化尿液,避免肌红蛋白在肾小管中沉积。如不能进食者,可用 5％碳酸氢钠 150ml 静脉滴注。

（7）补液开始于营救前,在任一肢体上建立大静脉通路。在营救期间(通常是45～90min)静脉补充等渗生理盐水,速度 1000ml/h。如果营救时间超过 2h,应减慢输液速度,不超过 500ml/h,调整的幅度取决于年龄、体重、环境温度、尿量、估计的液体丢失总量。

（8）有创伤性休克者行液体复苏。先给平衡液或生理盐水、5％碳酸氢钠静脉滴注,再给低分子右旋糖酐等液体,不宜大量输注库存血。

2.伤肢处理

（1）早期切开减张,使筋膜间室内组织压下降,可防止或减轻挤压综合征的发生。即使肌肉已坏死,通过减张引流也可以防止有害物质进入血流,减轻机体中毒症状。同时清除失去活力的组织,减少发生感染的机会。早期切开减张的适应证为:①有明显挤压伤史;②有 1 个以上筋膜间室受累,局部张力高、明显肿胀,有水疱以及相应的运动感觉障碍;③尿肌红蛋白试验阳性(包括无血尿时潜血阳性)。

（2）现场截肢仅作为挽救生命的干预措施,而不是预防挤压综合征。截肢适应证:①患肢无血运或严重血运障碍,估计保留后无功能者;②全身中毒症状严重,经切开减张等处理症状缓解不明显,且危及患者生命;③伤肢并发特异性感染,如气性坏疽等。

3.保护肾脏功能

（1）预防:预防和初始管理挤压相关急性肾损伤与一般急性肾损伤的原则相同。在低血容量的患者中,早期快速液体复苏,以确保其容量纠正。容量纠正的患者维持水化以保持充足的尿量。轻症者可输入平衡液;重症者可按 2 份等渗盐水、1 份碱性溶液的比例输入;严重者可输入高渗碱性溶液,成人可每日输入 5％碳酸氢钠 200～800ml;补充血容量有助于肾脏排出肌红蛋白、代谢产物和组织毒素,目前常用 20％甘露醇,24h 分次输入 2g/kg,也可选用呋塞米等药物。

（2）少尿期的保守治疗:决定治疗措施时,始终要注意尿量,往往初期少尿,稍后发展成多尿。当患者少尿时应避免和去除影响肾功能恢复的因素,如肾毒性药

酶水平基本恢复正常;③水、电解质和酸碱平衡紊乱得以纠正;④尿量＞1500ml/d。达到①～③标准,可以停用 CRRT,改用间断性血液透析;有条件的推荐继续 CRRT,直至患者肾功能恢复。对于达到①、④标准,但肾功能不能恢复正常的患者,可改用血液透析或腹膜透析长期治疗。

第二节　猝死

一、基本概念

猝死(SD)是指自然发生、出乎意料的突然死亡,即看来貌似健康人或病情经治疗后已稳定或正在好转的患者,在很短时间发生意想不到的非创伤性死亡。其特点为:①死亡急骤;②死亡出人意料;③自然死亡或非暴力死亡。世界卫生组织(WHO)规定:发病后 6h 内死亡者为猝死。

据 MehraR 报道全球每年猝死人数在 800 万～900 万人,我国每年猝死人数约 54.4 万人。在年龄分布上:心脏性猝死为 18～80 岁(平均 43.8 岁),其中 18～39 岁(43%)和 40～59 岁较常见(39%),60～80 岁较少见(17.9%)。男女比例为 4.3∶1。猝死地点:21.3% 在家,28.6% 在公共场所,26% 在医院或诊所,其他场所占 24.1%。死亡情形:15.6% 为睡眠中,19.2% 为日常活动中,仅 8.1% 在运动或体力活动中死亡。猝死发生前有症状者仅占 33.1%。

二、常见病因

1.心血管疾病　占病因的 40%～50%,其所引起的猝死最为常见,称为心脏性猝死。其中冠心病、急性心肌梗死最为多见。少见有梗阻型肥厚性心肌病、主动脉夹层、低血钾、急性心肌炎、心肌病及主动脉瓣病变、二尖瓣脱垂综合征、药物、电解质紊乱等所致长 Q-T 综合征等。对于心脏性猝死的患者一般可以追踪到明显的诱因:外在诱因有过度劳累、情绪激动、酗酒、过度吸烟等;内在诱因有心功能不全、心绞痛、内环境紊乱等。

2.呼吸系统疾病　占病因的 16%～22%。较常见的如肺栓塞、哮喘、葡萄球菌性暴发性紫癜等。

3.神经系统疾病　占病因的 15%～18%。较常见的如脑出血。

4.消化系统疾病　占病因的 8%～10%。如消化道出血等。急性坏死性胰腺炎,以暴饮暴食、酗酒为发病原因,造成胰脏出血坏死,外溢,发生自体消化所致。

5.泌尿生殖系统疾病　占病因的 5%～10%。典型的原发疾病如异位妊娠等。

6.其他　占病因的 5%～8%。如过敏(青霉素、普鲁卡因等)、猝死症候群、毒品及药品过量(如奎尼丁、氯喹、氯丙嗪、胍乙啶等)、亚健康生活方式等。

三、发病机制

猝死是心、脑、肺等生命脏器发生急剧而严重的功能障碍,以至突然中止活动而直接造成的死亡。其发生机理分以下 5 类。

1.心搏骤停

(1)缺氧:缺氧条件下无氧代谢增多,酸性代谢产物蓄积,钾离子释出,抑制了心肌的收缩力、自律性和传导性,诱发心室停搏;急性缺氧可引起心电不稳定而导致快速性室性心律失常和心室颤动。

(2)二氧化碳潴留与酸中毒:各种原因引起的窒息均可导致二氧化碳潴留及呼吸性酸中毒,直接抑制心肌收缩力及传导性,或兴奋心脏抑制中枢,引起心动过缓,也可因高血钾而致心室停搏。

(3)自主神经功能障碍:迷走神经张力过高可直接引起心动过缓,甚至心室停搏;或通过冠状动脉痉挛而诱发心室颤动。手术操作时可因直接刺激或反射性兴奋迷走神经而导致心搏骤停。

(4)电解质紊乱:高血钾可抑制心脏的传导性与收缩性,产生传导阻滞和心室停搏;低血钾则增强心肌兴奋性而诱发快速性室性心律失常和心室颤动。低血钙常与高血钾并存,可加重高血钾对心脏的麻痹作用。血镁对心脏的影响与血钾相似。

(5)电生理异常:研究表明,心室肌复极的不均一性所致的心室复极离散与心室颤动的发生密切相关,心电图上表现为 QT 间期延长和 u 波高大。

2.急性心脏排血受阻　突发的大动脉、心室流出道或房室瓣重度梗阻,可使心脏排血突然受阻而导致猝死。

3.急性心包压塞　急性心肌梗死后心脏破裂,主动脉窦瘤、梅毒性升主动脉瘤以及主动脉夹层等破裂使血流至心包,引起急性心脏压塞和休克,患者可即刻或在半小时内死亡。

4.休克　各种类型的休克均可发生猝死。急性心肌梗死后并发心源性休克的病死率最高,患者常在 24h 之内猝死。

5.呼吸循环中枢功能损伤　严重的中枢神经系统疾病,如暴发性脑炎颅内大出血、延髓灰白质炎等皆可因直接损伤呼吸中枢和循环中枢而致猝死。

八、最新进展

(一)心肺复苏

美国心脏病学会《国际心肺复苏指南》2010年发布时明确:在除颤之前,先行进行胸外按压,使得心脏得到足够的灌注。猝死急救成功的关键在第一目击者,在现场即可行心肺复苏,即由 A-B-C 更改为 C-A-B,并要求:按压频率至少100次/分,按压深度至少5cm,持续按压,尽可能减少按压中断,不过早放弃患者。有条件情况下,可以使用一种高效、便携的移动心肺复苏设备来辅助或部分替代人工按压。

近年来,很多发达国家都在推广公共除颤计划,通过立法强制培训公众使用自动体外除颤器(AED),并完善法律法规,保护施救者免责。2013年2月,加拿大西部不列颠哥伦比亚省卫生厅就宣布,未来两年内在全省新装450个 AED,以挽救更多心脏骤停患者的生命。AED 是一种使用简单的便携式设备,按照语音提示将电极贴到患者相应部位后,它可自动识别患者心率,然后通过电击方式除颤。在发达国家的机场、商场、社区、娱乐中心、体育场馆、繁华街道等人群聚集且易发生心脏骤停的地方,都安装有 AED,接受过相关培训的清洁工、警察、医疗急救员,甚至普通人都可进行救助。

(二)冠心病心脏性猝死的预防

1.β-受体阻滞剂的应用　多数学者提倡长期应用,因 β-受体阻滞剂可降低心肌耗氧量,缩小心肌梗死面积,具有膜稳定性,可以减少室性心律失常的发生。

2.冠状动脉腔内成形术或冠状动脉旁路手术　对有严重冠状动脉狭窄导致心肌缺血患者行冠状动脉腔内成形术,应用球囊扩张狭窄部位,使冠状动脉供血明显改善。对左主干冠状动脉狭窄,或3支以上冠状动脉严重狭窄以及急性心肌梗死后并发室壁瘤的患者行冠状动脉旁路手术及室壁瘤切除,可降低心脏性猝死的发生率。

3.植入式的自动心脏除颤器(ICD)　该装置经患者皮下或胸大肌下植入胸部,通过导线监测患者的心脏节律,当发生室性心动过速或心室颤动时,电极可根据感知的心电,发出25J的电能进行电复律,这样既可治疗室颤又可达到防止猝死的目的。

第三章 常见院内急救

第一节 休克

一、脓毒性休克

（一）基本概念

脓毒性休克，即感染性休克，是指由于细菌、真菌、病毒和立克次体的严重感染，特别是革兰阴性细菌感染引起的休克，在充分液体复苏情况下仍持续存在组织低灌注（由感染导致的低血压、乳酸增高或少尿）。脓毒性休克是临床常见的休克类型，是严重感染所致多器官功能衰竭（MOF）的一个发展阶段。

（二）常见病因

1. 革兰阴性杆菌　是引起脓毒性休克的最常见病原体，其分泌的内毒素在休克的发生、发展中起重要作用，如大肠杆菌、绿脓杆菌、变形杆菌、痢疾杆菌引起的脓毒症、腹膜炎、化脓性胆管炎等。

2. 革兰阳性球菌　如金黄色葡萄球菌、肺炎球菌等引起的脓毒症、中毒性肺炎等。

3. 病毒及其他致病微生物　流行性出血热、乙型脑炎病毒，立克次体、衣原体等感染均可引发休克。

（三）发病机制

脓毒性休克的发病机制极为复杂，其发生、发展与病原体及其毒素激活各种免疫应答细胞释放炎症介质（TNF、IL-1、IL-2、IL-6 等）、激活体液免疫系统产生活性因子有关。产生的各种内源性炎性介质和细胞因子作用于内皮细胞、平滑肌细胞、白细胞、血小板以及各种组织实质细胞，导致微循环障碍、失控性炎症反应、凝血机制异常和全身多个脏器或系统功能的损害。按血流动力学特点分为两种类型：高动力型休克（高排低阻型休克）和低动力型休克（低排高阻型休克）。

1. 高动力型休克　多由革兰阳性菌感染释放外毒素所致。血流动力学特点是:外周阻力低,心输出量增加。临床表现为皮肤呈粉红色、温热而干燥,少尿,血压下降,乳酸酸中毒等,又称为暖休克。本型休克的发生、发展与下列因素有关:①微血管扩张:细菌内毒素刺激机体生成 TNF、IL-1 和其他细胞因子,作用于内皮细胞引起 NO、PGI_2、IL-2、PGE_2、缓激肽、内啡肽、组胺等的释放,导致血管扩张;脓毒性休克时血管平滑肌细胞膜上的 ATP 敏感性 K^+ 通道被激活,使细胞膜超极化,减少 Ca^{2+} 通过电压依赖性通道进入细胞,从而使血管扩张,外周阻力降低。休克早期,交感肾上腺髓质系统兴奋,儿茶酚胺释放增加,可作用于动静脉吻合支的 β-受体、动静脉短路开放,真毛细血管网血液灌注量明显下降,组织缺血缺氧,乳酸酸中毒,后期可发展成为低动力型休克。②心输出量增加:脓毒性休克早期,心功能尚未受到明显损害,交感肾上腺髓质系统兴奋,使心肌收缩力加强,心输出量增加;外周血管扩张、心脏射血阻力减小,也可使心输出量增加。

2.低动力型休克   多由革兰阴性菌感染释放内毒素引起。血流动力学特点是:外周阻力高,心输出量减少,血压下降。临床表现与一般低血容量性休克相似,皮肤黏膜苍白、四肢湿冷、少尿、血压下降、乳酸酸中毒等,又称为冷休克。本型休克的发生、发展与下列因素有关:①微血管收缩:严重感染引起交感—肾上腺髓质系统强烈兴奋,去甲肾上腺素、血管紧张素Ⅱ、血栓素、内皮素等大量释放;增多的活性氧自由基可灭活 NO,损伤血管内皮细胞,使 PGI_2 合成减少,扩血管物质不足,导致外周血管包括小动脉和小静脉广泛收缩。②心输出量减少:内毒素、酸中毒及心肌抑制因子可直接抑制心肌,使心肌收缩力减弱;微循环瘀血,大量血液淤积在真毛细血管网中,回心血量减少,导致心输出量下降。

脓毒性休克时,由于多种炎性细胞因子释放、前列腺素及白三烯生成增加、补体激活、缓激肽释放,可使内皮细胞和白细胞活化、黏附、相互作用,导致毛细血管损伤、通透性增强,有效循环血量进一步减少;血小板活化因子生成增加,可促进 DIC 的形成,继而产生的纤维蛋白降解产物又通过影响凝血系统而引发出血倾向。这一系列连锁反应加重休克,使病情恶化。

(四)临床特征

脓毒性休克,有感染病史,尤其是急性感染史以及近期手术、创伤、器械检查和传染病史,广泛非损伤性组织破坏和体内毒性产物的吸收也易引起脓毒性休克。既有与原发感染相关征象和全身性炎症反应,又有微循环障碍引起的一系列休克的表现。

1.全身表现   临床上脓毒性休克以"冷休克"占多数,患者末梢血管痉挛、外周阻力增加,心排出量降低,表现为肢体湿冷、口唇和肢端发绀,脉细速。部分革兰阳性菌感染所致的休克表现为"暖休克",由于动—静脉短路的形成,患者四肢温暖、皮肤干燥、心率快、心跳有力。两种类型休克的本质均为微循环灌注不良,组织均处于缺血、缺氧状态。

2.中枢神经系统　轻者烦躁不安,重者昏迷或抽搐。

3.肾脏　少尿或无尿,尿量<0.5ml/(kg·h)。

4.肺　主要表现为呼吸急促,PaO_2 和 SaO_2 下降,皮肤和口唇发绀等。

5.心脏　常发生中毒性心肌炎、急性心力衰竭和心律失常,休克加重。

6.胃肠　脓毒性休克时胃肠可发生血管痉挛、缺血、出血、微血栓形成,肠源性肺损伤,肝功能各项酶和血糖升高。

7.血液系统　血小板进行性下降,各项凝血指标下降,微血栓形成,全身性出血。

(五)辅助检查

1.血常规　血常规变化的特点有助于与其他休克的鉴别以及对病情严重程度的判断。脓毒性休克时,白细胞计数明显增加,部分严重感染患者可降低;发生DIC和有出血倾向者,血小板计数减少。

2.尿常规　休克时尿量减少或无尿,尿液呈酸性,尿比重升高。当发生肾功能受损时,尿中可出现蛋白、红细胞和管型,尿比重降低或固定。

3.血生化指标　血生化指标可反映代谢、脏器功能及凝血系统的改变。休克时血钾、丙酮酸和乳酸升高;肝功能受损时,转氨酶、乳酸脱氢酶、胆红素和血氨可升高;肾功能不全时,血尿素氮和肌酐升高;心肌损伤时,血浆磷酸肌酸激酶及其同工酶升高。发生DIC时,凝血酶原时间延长、纤维蛋白原降低、纤维蛋白降解产物增多、血浆鱼精蛋白副凝试验阳性。

4.血气和血乳酸分析　休克状态下组织缺氧引起代谢性酸中毒,血pH和二氧化碳结合力降低。发生ARDS时,血氧分压明显降低、血氧饱和度下降。血乳酸的升高提示组织灌注不足,其程度可作为判断休克严重程度和预后的指标。当静脉血乳酸浓度大于等于5mmol/L即可诊断为乳酸酸中毒;超过8mmol/L时,提示预后极差。

5.病原体检查　应对脓毒性休克患者的血、尿、粪、创面渗出液、胸水、腹水等进行病原体分离和培养,并做药物敏感试验,以指导临床用药。对于革兰阴性菌感染者,可检测血中内毒素水平。

6.胃黏膜内pH(pHi)　pHi代表了胃黏膜的供血、供氧情况,反映内脏微循环灌注水平,可以判断休克的严重程度及复苏是否有效。

7.炎症因子水平　休克时尤其是脓毒性休克,致炎性细胞因子如肿瘤坏死因子(TNF)、白细胞介素(IL)、血小板活化因子(PAF)等的表达均可增多。

(六)诊断思路

严重感染的患者如出现呼吸困难、呼吸性碱中毒、少尿、低血压、中心静脉压升高、周围血管阻力降低和乳酸血症($>4mmol/L$)等表现,要考虑到脓毒性休克的可能。呼吸困难是脓毒性休克早期有价值的体征,应高度重视。

1.感染灶的定位与定性　表现为发热(个别病例体温可不升反降)、发冷、心动过速、呼吸加快;疑似脓毒性休克患者,立即查血常规,如血白细胞及中性粒细胞增多、中性白细胞中中毒颗粒及空泡存在、血小板减少,并有DIC的阳性发现,则表明有脓毒性休克存在的可能。

随后应做系统检查,寻找原发感染灶,多数情况下均能找到。需反复做细菌培养,培养阴性时应做真菌与厌氧菌培养。抽血可通过血管内留置导管,但注意应先消毒接头、停止输液,并把最初抽到的3～5ml血标本弃掉,再抽血做血培养。

如能找到导致脓毒性休克的原发病灶,如皮肤感染或已引流的深部感染,可首先做脓液细菌涂片以确定革兰阳性或阴性、球菌或杆菌等,然后做脓液培养。尿培养应常规进行,其他体液或分泌物如脑脊液、腹水、痰及粪便的培养视临床需要而定。

2.诊断要点

(1)临床上有明确的感染灶。

(2)有全身性炎症反应综合征(满足下列两项或两项以上条件者):①体温$>$38℃或$<$36℃;②心率$>$90次/分;③呼吸频率$>$20次/分;④血白细胞$>12\times10^9/L$或$<4\times10^9/L$,或幼稚细胞$>10\%$。

(3)收缩压低于90mmHg或较基础血压下降超过40mmHg,或血压依赖输液或血管活性药物维持。

(4)有组织灌注不良的表现,如少尿超过1小时、急性意识障碍等。

(5)可能在血培养中发现有致病微生物生长。

(七)救治方法

1.初始评估和一般措施　包括呼吸循环支持,吸氧,补液,心电、血氧、血压监测,建立静脉通路,置入中心静脉和动脉导管,必要时行机械通气。

2.液体复苏　所有全身性感染患者均需补充液体。低血压成人患者每补500ml等张晶体液需评价患者临床状态,直至灌注恢复正常,一般总量达4～6L。如患者经积极补液后(通常大于4L)仍无好转或有容量负荷超载的迹象,考虑使用心血管活性药物刺激受抑制的心血管系统。在脓毒性休克时毛细血管通透性增加,不论晶体、胶体均可通过毛细血管壁进入组织间隙,过多的液体负荷可导致ARDS、腹腔间隙高压综合征(ACS)、脑水肿、心功能衰竭等严重后果,因此应密切监测容量状况。

早期液体复苏是脓毒性休克治疗最重要的措施,在最初 6h 内达到以下目标:①CVP 达到 8～12cm H_2O;②MAP≥65mmHg 或 SBP≥90mmHg;③尿量≥0.5ml/(kg・h);④中心静脉或混合静脉氧饱和度($ScvO_2$ 或 SvO_2)≥70%。

具体方法:30min 内先给晶体液 500～1000ml 或胶体液 300～500ml。根据血压、心率、尿量及肢体末梢温度的监测调整补液量。当 CVP 达 8～12cm H_2O,但 $ScvO_2$<65% 或 SvO_2<70%,血细胞比容<30%,血红蛋白(Hb)<70g/L 时,应输注红细胞使血细胞比容>30%,Hb 升至 70～90g/L。如血小板<5×10^9/L 时,应立即给予血小板悬液 1～2U。

3.抗感染治疗　包括清除感染灶及应用抗生素:对于可以切开引流的感染灶,应尽早引流脓液。对于有手术指征的外科感染,应在积极抗休克的同时,做好手术准备,清除感染灶。脓毒性休克时使用抗生素治疗应遵循以下原则:①尽早、足量应用抗生素,不需等待细菌培养和药敏试验结果;②对不明原因的感染,可经验性、联合、广谱应用抗生素;③对病情严重、进展迅速者,直接选用作用较强的抗生素;④静脉给药为主;⑤注意抗生素的不良反应,如出现脏器损害,应及时调整用药,并辅以脏器功能保护措施;⑥根据细菌培养和药敏试验结果,合理选择抗生素。

4.血管活性药的应用　脓毒性休克属于分布性休克,早期快速的液体复苏能迅速纠正低血容量状态。如果快速的液体复苏后短期内无法达到目标灌注压、无法纠正组织低灌注,应尽早应用血管活性药物和(或)正性肌力药物。如果条件允许,所有需要升压药的患者应尽可能迅速放置动脉导管,以连续性检测动脉压。推荐首选的血管活性药物是去甲肾上腺素(NE)。如果 NE 效果不明显,可联合或选择肾上腺素,或者 NE 联合 0.03U/mm 的血管加压素以升高至目标平均动脉压或下调 NE 的用量。垂体后叶素为 1:1 催产素和血管加压素,价格低廉,在提升血压方面与血管加压素无差异,而对冠状血管的收缩和抗利尿效果较弱,因此从药理角度而言,血管加压素在脓毒性休克治疗中似乎并无优势。多巴胺,仅限于心律失常风险极低、心输出量低下或心动过缓的患者。去氧肾上腺素治疗感染性休克仅限于以下情况:①NE 导致严重的心律失常;②高心输出量和血压持续偏低;③作为"正性肌力药/升压药联合低剂量垂体后叶素而平均动脉压仍未能达到目标值"时的补救性治疗。目前不推荐低剂量的多巴胺用于保护肾功能。有充足的血容量和平均动脉压,而仍存在持续的组织低灌注或合并心功能障碍(心脏充盈压升高、心输出量降低),应静脉泵入多巴酚丁胺[最高达 $20\mu g/(kg \cdot min)$]。组织灌注不足引起的乳酸血症、血 $pH \geqslant 7.15$ 的患者不建议使用碳酸氢钠改善血流动力学或减少升压药的使用。

5.糖皮质激素　目前指南不推荐常规应用糖皮质激素治疗脓毒性休克。对于既往有使用皮质类固醇激素或肾上腺功能不全的休克患者,可以使用维持量或应激量的激素;脓毒性休克患者对液体复苏和血管收缩药治疗无反应时,可在有效抗感染的前提下考虑应用皮质类固醇激素。推荐静脉给予氢化可的松 $200 \sim 300 mg/d$,连续 $3 \sim 5d$。虽然 Meta 分析表明,糖皮质激素可以降低病死率,但并没有足够的证据证明在脓毒性休克的患者中,低剂量的激素可以降低病死率。促肾上腺皮质激素兴奋试验并不能决定脓毒症休克患者是否需要激素治疗。

6.其他　加强营养支持,控制血糖,纠正水、电解质、酸碱平衡紊乱。

(1)在诊断严重感染/感染性休克 48h 内,应尽早给予肠内营养,如果肠道完全不能耐受,从静脉输注葡萄糖补充热卡;在诊断严重感染/感染性休克 7d 内,避免在肠道不耐受的情况下,强制给予足热卡肠内营养,可以允许肠内营养不超过 $2100kJ/d$,可采用肠内营养+静脉输注葡萄糖的营养策略,也应尽量避免全肠外营养。

(2)对于连续 2 次血糖 $\geqslant 180mg/dl$ 的患者,应当制订血糖控制方案,其目标血糖应控制在 $< 180mg/dl$。当患者在接受葡萄糖输注和同步胰岛素泵入时,应当每 $1 \sim 2h$ 监测 1 次血糖,当血糖和胰岛素泵入剂量稳定时,可以每 $4h$ 监测 1 次。若患者出现低血糖,应当及时调整胰岛素治疗方案。

(3)根据血生化和血气分析结果进行纠正,如代谢性酸中毒给予 5% 碳酸氢钠 $150 \sim 250ml/$次,静脉滴注。脓毒性休克时常伴有低镁血症,在纠正电解质失衡时应注意补镁。

7.防治并发症　加强器官支持、避免 MODS 的发生。

(1)ARDS 与机械通气:应给予 $6ml/kg$ 潮气量机械通气,控制平台压 $\leqslant 30cm$ H_2O,中重度 ARDS 应给予高 PEEP 联合肺复张以维持肺泡复张。对于 PaO_2/FiO_2 $< 100mmHg$ 的 ARDS 患者,可以给予俯卧位通气以改善氧合。建议患者床头抬高 $30° \sim 45°$,预防呼吸机相关性肺炎。对于严重感染引起的 ARDS 患者,在血流动力学稳定、组织低灌注改善后,予以限制性液体管理策略,以减轻肺水肿、改善氧合。机械通气期间应客观评估者病情,适时进行自主呼吸测试(SBT)和脱机试验,尽早脱机拔管,缩短机械通气时间。

（2）预防应激性溃疡：所有严重感染患者都应预防应激性溃疡。有应激性溃疡风险的脓毒性休克患者应常规给予 H_2 受体阻滞剂或质子泵抑制剂，以预防应激性溃疡。当患者存在应激性溃疡、消化道出血时，质子泵抑制剂的治疗效果要优于 H_2 受体阻滞剂。

（3）预防深静脉血栓形成（DVT）：严重感染是 DVT 的高危险因素。若无禁忌证，应使用小剂量肝素或低分子肝素预防 DVT。有肝素使用禁忌证（血小板减少、重度凝血病、活动性出血、近期脑出血）的患者，推荐使用物理预防措施（弹力袜、间歇加压装置）。对于严重感染且有 DVT 史的高危患者，应联合应用药物和物理性措施进行预防。

（八）最新进展

1.微循环监测有助于脓毒性休克的早期诊断　严重感染在器官功能损伤前即出现微循环的改变，以微循环血流分布的异质性和微循环灌注减少为特征。DeBacker的研究表明：严重感染时是以微循环小血管中的灌注血管减少为主，而大血管中灌注血管无明显减少，提示严重感染患者在早期即存在微循环障碍。严重感染患者 24h 内毛细血管灌注未恢复与预后不良密切相关。提示监测严重感染患者早期微循环的变化有助于早期识别和判断预后。

2.生物标记物在脓毒性休克早期诊断的价值　尽管目前全身性感染的生物标记物多种多样，然而单一指标诊断感染的特异性和敏感性都不够高。①C 反应蛋白（CRP）诊断严重感染的灵敏度为 $30\%\sim97.2\%$，特异度为 $75\%\sim100\%$，阴性预计值为 $81\%\sim97\%$。有专家认为，CRP 用于严重感染的排除性诊断意义较大。②髓系细胞表达的触发受体-1（TREM-1）可选择性表达于中性粒细胞和高表达 CD14 的单核细胞。临床研究表明，当设定 TREM-1 阈值为 $60\mu g/L$ 时，诊断感染的敏感性为 96%，特异性为 89%。PCT 联合 sTREM-1 和多核白细胞 CD64 指数较单一指标预测全身性感染的敏感性和特异性均明显升高。因此，生物标记物的联合应用仍需要临床进一步的研究。

3.容量的评估　除临床征象外，脓毒性休克还需要准确的生理学指标来评估休克进展阶段、组织灌注恢复情况，为诊断和治疗提供依据。目前常用血压、心率、尿量、中心静脉压（CVP）和肺动脉楔压（PAWP）来评价机体容量状态。①多中心研究证实，由中心静脉导管和肺动脉导管测量的容量指标是等价的，但中心静脉压和肺动脉楔压都不能直接反映左心室舒张末期容积，即使这两者值在正常范围，仍不能说明机体有足够的有效循环容量，而两者处于较高或较低水平时具有较高的临床指导意义。②超声心动图能很好地评估左心室舒张末期容积（LVEDF），但对技术和操作人员训练要求较高,并且单独测量左心室舒张末期容积不能很好地反映前负荷对血流动力学的影响。③很多研究已经证实,以心肺相互作用为原理的功能性血流动力学参数在评估容量状态和预测容量反应性方面具有良好的敏感度和特异度,主要包括每搏量变异度(SW)、脉压变异(PPV)及收缩压变异(SPV),但这些指标临床应用受到一些条件制约,患者需要在机械通气情况下,且无自主呼吸和心律失常。④腔静脉直径变异度近年来也被广泛采用。感染性休克患者下腔静脉扩张率>18%或上腔静脉呼吸塌陷率>36%时,预测容量反应性的敏感度和特异度均在90%以上。⑤近年来被动抬腿试验(PLR)作为一种"自身补液试验"在预测容量反应性方面成为研究的热点。由于其具有可重复性、可逆性、不需要额外增加容量、可在床旁实施、操作简单等优点,并且不受自主呼吸和心律失常等因素影响,临床上应用广泛,但对血流动力学监测技术有一定要求,需要在PLR过程中实时同步监测一些指标的变化。

　　4.晶体、胶体之争　近年来包括SSC指南及VISEP等临床试验提示胶体液对肾功能和预后方面可能存在不良影响。最近的前瞻性多中心临床随机对照实验提示,在严重脓毒症最初4天复苏阶段,羟乙基淀粉组和生理盐水组患者的液体总入量、ICU及院内平均住院时间、SOFA评分无明显差异,同时羟乙基淀粉组在肾功能损伤、凝血功能等方面与生理盐水组无差异。另一项随机对照实验提示,羟乙基淀粉与乳酸林格液相比,会增加30d病死率和肾替代治疗的风险。由此看出,两项大规模实验得出不同的结果,使临床医师对脓毒症复苏液体种类的选择缺乏明确的标准,晶体与胶体的争议还需要深入研究和探索。

二、过敏性休克

(一)基本概念

　　过敏性休克是指抗原进入被致敏的机体内与相应抗体结合后发生Ⅰ型变态反应,血管活性物质释放,导致全身的毛细血管扩张,通透性增加,血浆渗出到组织间隙,致使循环血量迅速减少而引发休克。过敏性休克是过敏性疾病最严重的状况。

(二)常见病因

　　引起过敏性休克的抗原物质主要有:

　　1.药物　抗生素(如青霉素及其半合成制品)、麻醉药、解热镇痛消炎药、诊断性试剂(如磺化性X线造影剂)等。

　　2.生物制品　异体蛋白,包括激素、酶、血液制品(如白蛋白、丙种球蛋白等)、异种血清、疫苗等。

3.食物　某些异体蛋白含量高的食物,如蛋清、牛奶、虾、蟹等。

4.其他　昆虫咬伤、毒蛇咬伤、天然橡胶、乳胶等。

过敏性休克的发生是机体对于再次进入的抗原免疫反应过强所致,其发病的轻重缓急与抗原物质的进入量、进入途径及机体免疫反应能力有关。

(三)发病机制

过敏性休克只发生于对某些变应原有超敏反应的机体。过敏性休克属于Ⅰ型变态反应,即速发型变态反应。其发生的基本机制是:变应原进入机体后形成相当量的 IgE 抗体,IgE 抗体具有亲细胞的特性,能与肥大细胞和嗜碱性粒细胞结合,特别是与小血管周围的肥大细胞和血液的嗜碱性粒细胞结合,IgE 抗体持久地被吸附在这些细胞的表面,使机体处于致敏状态。当同一变应原再次进入机体时,变应原就可以与上述细胞表面的 IgE 抗体结合,所形成的变应原—IgE 复合物能激活肥大细胞和嗜碱性粒细胞,并使之脱颗粒,释放出大量组胺、白三烯、激肽等血管活性物质;抗原与抗体在细胞表面结合,还可激活补体系统,并通过被激活的补体进一步激活激肽系统,组胺、缓激肽、补体 C3a、补体 C5a 等可引起后微动脉和毛细血管前括约肌舒张,并使毛细血管壁通透性增高,外周阻力显著降低,真毛细血管大量开放,血管内液体进入组织间隙增多。血管活性物质可使一些器官的微静脉和小静脉收缩,大量血液淤积在微循环内,使静脉回流和心输出量急剧减少,动脉血压骤降。另外,组胺能引起支气管平滑肌收缩,造成呼吸困难。

过敏性休克发病非常迅速,治疗过程中如不及时使用缩血管药物,如肾上腺素、异丙肾上腺素等抢救,患者可在数秒钟至数分钟内死亡。

(四)临床特征

过敏性休克是一种极为严重的过敏反应,若不及时进行抢救,重者可在 10min 内发生死亡。临床表现为用致敏药物后,迅速发病,常在 15min 内发生严重反应。少数患者可在 30min 甚至数小时后才发生反应,称迟发性反应。

1.病史　有用药或毒虫刺咬等致敏原接触史。在典型的过敏性休克中,患者或旁观者可提供:接触可能的致敏原后,很快出现皮肤和其他临床表现的病史。然而,临床上这一病史常缺如。一方面由于患者不能回忆致敏原接触史,另一方面是致敏原接触史的重要性没有被患者和医师所重视。例如,当询问用药情况时,患者可能不提及非处方药。另外,临床医师可能忽略:过敏反应虽然通常迅速发作,但症状也可迟至接触后 3~4d 出现。

2.发作时表现　多为突发,大多数患者过敏性休克发生于接触(常为注射)抗原 5min 内,有的几十秒钟内便可发病,一旦起病,患者在极短时间内陷入休克状态。

3.早期表现　过敏反应几乎总是累及皮肤,超过 90％的患者合并荨麻疹、红斑或瘙痒症。患者还可出现眼痒、流泪、头晕、胸闷、气短以及腹部不定位的隐痛或绞痛;上呼吸道通常亦受累,表现为鼻塞、打喷嚏或卡他性鼻炎,继之则可出现喉头水肿和支气管水肿的呼吸道症状:呼吸窘迫、发绀等。

4.呼吸和循环衰竭表现　患者可表现为呼吸困难、面色苍白、四肢厥冷、发绀、烦躁不安、脉搏细弱,血压显著下降,心动过速,在非常严重的过敏反应中也可以表现为心动过缓。当患者表现为休克而又无其他明显病因时,应考虑到过敏性休克的可能。

5.其他特征

(1)血管性水肿:水肿累及皮肤深层和黏膜表面。通常无瘙痒,为非可凹性水肿。最常见部位:嘴唇、口腔、上呼吸道、手掌、脚掌和生殖器。当上呼吸道受累,或由于支气管痉挛、黏膜水肿引起下呼吸道受损时,可出现喘息或喘鸣。

(2)皮肤:典型的皮肤病变是荨麻疹,并伴强烈的瘙痒。皮损呈红色,高于皮面,有时中心发白;边界常不规则,大小不一。皮疹可相互融合形成巨型荨麻疹,有时真皮受累,表现为弥漫性红斑和水肿。

(五)诊断思路

诊断依据:有过敏史和过敏原接触史,休克前或同时有过敏的特有表现,有休克的表现。当患者在做过敏试验、用药或注射生物制剂时突然出现过敏和休克表现时,应立即想到过敏性休克的发生。

(六)救治方法

一旦出现过敏性休克,应立即就地抢救。患者平卧,立即吸氧,建立静脉通路。

1.立即脱离过敏原　停用或清除引起过敏反应的可疑物质。结扎或封闭虫噬或蛇咬部位以上的肢体,减少过敏毒素的吸收,应注意 15min 放松一次,以免组织坏死。

2.应用肾上腺素　肾上腺素是抢救的首选用药。立即皮下或肌内注射 0.1％肾上腺素 0.5~1ml,如果效果不满意,可间隔 5~10min 重复注射 0.2~0.3ml。严重者可将肾上腺素稀释于 5％葡萄糖液中静脉注射。

3.糖皮质激素的应用　常在应用肾上腺素后静脉注射地塞米松,随后酌情静脉点滴,休克纠正后可停用。

4.保持呼吸道通畅　喉头水肿者,如应用肾上腺素后不缓解,可行气管切开;支气管痉挛者,可用氨茶碱稀释后静脉点滴或缓慢静脉注射。

5.补充血容量 迅速静脉点滴低分子右旋糖酐或晶体液（林格液或生理盐水），随后酌情调整。注意输液速度，有肺水肿者，补液速度应减慢。

6.血管活性药的使用 经上述处理后血压仍较低者，可给予去甲肾上腺素、间羟胺、多巴胺等缩血管药，以维持血压。

7.抗过敏药及钙剂的补充 常用异丙嗪或氯苯那敏肌内注射，10％葡萄糖酸钙 10～20ml 稀释后静脉注射。

三、低容量性休克

（一）基本概念

低血容量性休克是指各种原因引起的循环容量丢失，导致有效循环血量与心排血量减少、组织灌注不足、细胞代谢紊乱和功能受损的病理生理过程。休克的程度与失血量和速度有关。低血容量休克是各种休克类型中相对容易逆转的一种，主要死因为组织低灌注、大出血、感染及再灌注损伤等所导致的多器官功能障碍综合征（MODS）。提高救治成功率的关键在于尽早去除休克的病因，同时尽快恢复有效循环，维持组织灌注，以改善组织细胞氧供，重建氧的供需平衡，恢复正常的细胞功能。

（二）常见病因

1.失血 大量失血引起休克称为失血性休克。常见于以下情况：外伤，如肝脾破裂；消化道大出血，如消化性溃疡出血、食管静脉曲张破裂；妇产科疾病，如异位妊娠破裂；动脉瘤破裂等。

2.脱水 中暑、严重吐泻、肠梗阻引起大量水电解质丢失。

3.血浆丢失 大面积烧伤、烫伤、化学灼伤。

4.严重创伤 骨折、挤压伤、大手术等，又称为创伤性休克。

（三）发病机制

低血容量性休克常见于大失血、失液、严重创伤、严重腹泻、呕吐等所致血浆或其他液体丧失后。这些原因可以导致有效循环血量减少、回心血量不足，使心输出量和动脉血压降低。颈动脉窦及主动脉弓上的压力感受器对平均动脉压及脉压下降甚为敏感，反射性引起交感神经张力增高，肾上腺髓质系统兴奋，分泌肾上腺素（E）和去甲肾上腺素（NE）都是儿茶酚胺激素，这类激素可引起小血管收缩，外周阻力增高，同时对心肌有正性肌力作用，出现代偿性心动过速和收缩力增加。

低血容量性休克的发生，主要取决于循环血量的丧失量和速度，以及机体的代偿能力。机体代偿主要通过即发的血管收缩和缓慢的"自体输液"两种方式。如果循环血量减少的量和速度未超过机体的代偿程度,基本无不良后果。一般15min内的失血量少于全身血量的10%,机体通过代偿可使平均动脉压及组织灌流量维持稳定。但若快速失血占全血量的15%～25%,尽管机体充分发挥代偿,仍不能维持平均动脉压和组织灌流量,随即出现休克。当急性失血量超过全血量的一半,可致迅速死亡。

低血容量性休克引起的继发性功能代谢改变可加重血流动力学障碍,其中较为重要的有:①代谢性酸中毒可降低血管平滑肌对儿茶酚胺的反应性,使血管收缩的代偿功能降低;②功能性细胞外液容量减少,使有效循环血量降低,加重组织灌流不足。功能性细胞外液减少的主要原因与休克时组织细胞缺氧、ATP生成减少、细胞膜钠泵失灵、钠离子和水进入细胞及胶原纤维内有关。患者出现典型的休克表现:面色苍白、四肢湿冷、心动过速、脉压小、少尿、血压下降。因此,采用输入比预计失血量大2～3倍的平衡盐溶液,对恢复功能性细胞外液量、纠正细胞内外液电解质浓度、降低血液黏度、改善微循环灌流有较好的效果。

创伤性休克和烧伤性休克虽属于低血容量性休克,但由于大量的组织损伤,其发生、发展要比单纯失血性休克复杂得多。

(四)临床特征

当总血容量突然减少了30%～40%,患者会出现静脉压下降、回心血量减少、心排出量下降;如果超过总血量的50%,会很快导致死亡。一般失血量估计:

1.休克指数(脉率/收缩压)　休克指数为0.5,说明正常或失血量为10%;休克指数为1.0,说明失血量为20%～30%;休克指数为1.5,说明失血量为30%～50%。

2.血压　收缩压<80mmHg,失血量在1500ml以上。

3.失血量　凡有以下一种情况,失血量在1500ml以上:①面色苍白、口渴;②颈外静脉塌陷;③快速输平衡液1000ml,血压不回升;④一侧股骨开放性骨折或骨盆骨折。

(五)辅助检查

1.全血细胞分类计数　红细胞计数、血小板,有时需要动态观察。足够的血红蛋白对休克时维持氧输送很重要。血小板在应激初始阶段上升,在弥散性血管内凝血时下降。

2.凝血机制　测PT、APTT分析患者是否存在凝血机制紊乱,如存在,可输新鲜冷冻血浆。

(六)诊断思路

患者有失血或失液的病因或病史,以及相应的临床表现;体征符合休克的诊断标准；结合实验室检查结果，即可诊断。患者卧位收缩压降低不明显时，由仰卧位变为直立位时出现收缩压下降 10mmHg 以上或心率增快 20 次/分以上，表明血容量减少了 20%～25%。高血压患者收缩压下降 20～30mmHg 或下降 30% 以上，即提示处于休克状态。儿童的出血性休克，由于其代偿机制较强，一旦出现血压降低，提示出血严重。

（七）救治方法

低血容量性休克救治的关键是恢复有效循环血量。主要包括病因治疗和抗休克治疗。对于失血性休克，急诊救治的原则是：尽快控制出血、恢复有效循环血容量。

1.初步评估及紧急处理　　对心跳、呼吸骤停者立即行心肺复苏。对病情危急者采取边救治、边检查、边诊断，或先救治后诊断的方式进行抗休克治疗。同时采取以下措施：①尽快建立两路以上静脉通道补液、使用血管活性药；②吸氧，必要时气管内插管和/或机械通气；③监测脉搏、血压、呼吸、中心静脉压、心电图等生命指征；④对开放性外伤，立即行止血、包扎和固定；⑤向患者或陪护者询问病史和受伤史，并做好记录；⑥查血型、交叉配血、血常规、血气分析、血生化；⑦留置导尿，定时测尿量；⑧全身查体以查明伤情，必要时进行胸、腹腔穿刺和床旁超声、X 线等辅助检查，在血压尚未稳定前限制搬动患者；⑨对多发伤患者原则上按胸、腹、头、四肢等顺序进行处置；⑩确定手术适应证，做必要的术前准备，进行救命性急诊手术。

2.病因治疗　　及时止血是救治失血性休克最重要的手段。对难以止血和不明原因出血者，可边补充血容量，边实施进一步的止血措施和寻找出血原因、部位。

3.抗休克治疗

（1）补充血容量：失血性休克在治疗上扩容与止血同时进行。原则上"需多少，补多少"。当失血量大于全血量的 15% 时，需要输液。一般是"先晶后胶"，补液的种类根据病因和失血（液）量选择。出血量少于 20% 时，可用晶体液代替输血；失血量达全血量的 40% 以上时，以输全血为主，辅以部分晶体液或低分子右旋糖酐。大量出血致休克者，必要时可从动脉输血。输液过程中，应根据血压、脉搏、尿量及临床表现调整输液速度和输液量。

（2）纠正酸碱失衡：失血性休克，由于组织灌注不足产生酸中毒，影响微循环血管对血管活性药物的反应性，加重休克。轻度酸中毒可随循环的恢复而改善，重度酸中毒应适当补碱。首选 5% 碳酸氢钠 100～150ml，按 2～3ml/kg，用 5% 葡萄糖稀释后静脉滴注，再根据血气分析结果调整用量。

（3）合理使用血管活性药物：适用于早期未能及时补液，输血后血压不能恢复的患者。常用拟交感类药物,如多巴胺、多巴酚丁胺、间羟胺和去甲肾上腺素等。

(4)防治器官功能衰竭:低血容量性休克患者易发生急性肾衰。因此,当治疗后血压恢复而尿量少于 20ml/h 时,应警惕肾衰。如静脉注射呋塞米 20～200mg 后尿量仍无改善,则按肾衰处理。还应注意凝血功能和心肺功能有无障碍。

(八)最新进展

1.限制性液体复苏　创伤是引起低血容量性休克的重要原因,对创伤失血性休克的救治,液体复苏是院前和院内治疗的首要措施。传统的观念和临床抢救措施是积极努力尽早、尽快、充分地进行液体复苏,目前认为创伤未控制失血性休克患者,手术止血前,大量快速补液提升血压可能是有害的,从而提出了限制性液体复苏的概念。限制性液体复苏,是指对出血未控制的休克患者,在手术前限制液体的输入量和输入速度,使血压维持在机体可以耐受的较低水平,收缩压维持在(80～90mmHg),直至彻底止血。限制性液体复苏较常规液体复苏能够在许多方面更好地保护机体的功能与恢复。限制性液体复苏适用于出血未控制的创伤失血性休克,尤其对胸腹部贯通伤、穿透伤、胸腹腔内出血患者,不伴有其他并发症的年轻患者,失血性休克合并有心脑血管病的患者,钝性损伤后需要长途转送的患者、老年患者一般不宜采用限制性液体复苏。对合并颅脑损伤的多发伤患者,要立即行外科手术及影像学检查,颅脑损伤后颅内压会明显升高,此时如机体血压过低,则会因为脑血液灌注不足而继发脑组织缺血性损伤,加重颅脑损伤。

2.高渗盐水(HS)和高渗复合液的应用　7.5%高渗氯化钠溶液可以产生相当于正常血浆渗透压 8 倍的压力,输入血管后产生的渗透梯度使组织间液体、细胞内液迅速向血管内转移,导致血容量增加,有效血容量迅速增加;高渗状态还可以使肿胀的血管内皮细胞收缩,毛细血管内径恢复正常,疏通微循环。减轻心脏前负荷,改善组织灌流,这是逆转失血性休克的关键环节,理论上其在低血容量休克早期液体复苏中发挥着重要作用,但迄今为止,尚无大规模临床研究显示其对改善患者生存率优于 0.9%氯化钠溶液。美国国立心肺血液研究所于 2008 年终止了一项有关高渗盐水用于严重出血导致休克的创伤患者液体复苏的临床干预试验,因为研究者观察到:高渗盐水治疗组患者在到达医院或急诊科前病死率显著升高,尽管高渗盐水组及 0.9%氯化钠溶液组患者 28d 病死率相似。

3.关于输血　对于失血性休克的输血,目前没有明确的指导意见。近年来对于未控制的失血性休克血制品的输注有很多争论。凝血功能异常合并低血容量或酸中毒时可导致死亡。研究显示:创伤相关的凝血功能异常在失血早期就已存在,1/4 严重损伤患者在到达急诊室之前就已发生。创伤相关凝血功能异常是多因素综合影响的结果,其机制目前尚未完全阐明。晶体液输注致血液稀释;酸中毒和缺氧,对凝血级联反应和血小板功能的不利影响;活化蛋白C消耗及组织纤溶酶原激活物抑制剂水平升高都导致了创伤后凝血功能的异常。之前的专家观点认为:在大量输注库存血时,每输注3U红细胞时需配合输注1U血浆。近期的研究推荐:新鲜血浆、红细胞、血小板输注比例 1:1:1 是最接近全血各成分。2007年曾轰动一时的研究显示:对于需要大量输血(输注 RBC≥10U/24h)的战伤患者,高血浆/红细胞输注比例(1:1)组病死率显著低于低比例组。但是,早期高比例使用血浆并不能减少创伤患者住院时间、病死率和对大量血液的需求。高比例输注血浆和血小板无疑带来血源供给的巨大压力,失血性休克时凝血因子的丢失以及血液稀释的程度也很难评估,因此,尽管早期补充血浆及其他凝血因子很重要,但理论上最佳的血制品的输注比例仍有待商榷。从长远看,对于凝血状态的实时监测,是失血性休克凝血功能异常时补充凝血因子的最佳指导。

　　4.复苏终点　目前对于复苏终点的选择存在很多争议。理想的复苏终点指标应该是既不使复苏不足,也不使复苏过度,而且最好可以预测患者预后。目前,临床上可以监测的有乳酸、碱缺失、氧输送、氧消耗、氧摄取率、混合静脉血氧饱和度、胃黏膜内 pH 等指标。因乳酸和碱缺失在精确性、敏感性、快速易得性以及对不同阶段休克的可重复性方面均有优势,目前更多被作为复苏的终点指标。组织低灌注时,运送至细胞的氧明显减少,线粒体缺乏足够的氧合成 ATP,进而转向无氧酵解获取能量,而无氧酵解产生大量乳酸,导致酸中毒的发生。因而,乳酸水平升高和酸中毒预示着组织灌注不足,即氧债。氧债的偿还往往迟于临床指标的好转,因而复苏的目标不仅仅是恢复血流,更应该是恢复组织氧代谢的供需平衡。乳酸水平下降和酸中毒缓解是反映复苏成效的良好指标。复苏开始时的乳酸升高或碱缺失下降水平与创伤、烧伤、出血性休克继发 MODS、感染,甚至死亡密切相关,乳酸清除时间可以预测患者病死率和预后。在复苏后24h内恢复正常乳酸或碱缺失水平的患者病死率明显降低。

第二节　弥散性血管内凝血

　　弥散性血管内凝血(DIC)是在多种严重疾病基础上发生的临床综合征,它本身并不是一个独立的疾病,而是许多疾病发展过程中的一个中间病理过程。DIC以弥散性毛血管内微血栓形成和继发性纤维蛋白溶解亢进为主要病理变化,以血液高凝状态为始动和中心发病环节,广泛出血、微循环衰竭及多脏器功能不全为其临床特征。临床上分急性、亚急性和慢性 DIC 三个类型,多起病突然,进展迅猛,表现复杂,预后凶险。

一、病因

1.感染性疾病　包括细菌、病毒、立克次体、原虫、真菌感染。

2.妊娠并发症　可见于羊水栓塞、胎盘早剥、死胎、流产感染、宫内引产等。

3.创伤及外科手术　可见于各种手术及外伤。

4.肿瘤与血液病　多见于肿瘤晚期及急性早幼粒细胞白血病。

5.心肺肾肝等内科疾病　如肺源性心脏病、严重心功能不全、严重肝功能不全。

二、临床表现

(一)出血

出血是 DIC 最常见的表现,是诊断 DIC 的主要依据之一。自发性、广泛性、多部位出血是其主要特点,出血常不能用原发病解释,常规止血措施效果不佳或反而加重。出血部位和程度不一,以皮肤黏膜出血最为常见,轻者仅有出血点,重者出现内脏出血。发生颅内出血,患者可在短期内死亡。并非所有 DIC 患者都有出血,在 DIC 早期(高凝状态)不但可以无出血,反而在静脉采血时出现凝固现象。

(二)低血压和休克

微血管内纤维蛋白广泛沉着可导致微血管闭塞、回心血量及心排血量减少,出现低血压或休克。休克发生后组织缺氧,组织氧化代谢障碍、乳酸潴留、代谢性酸中毒使微血管内皮损伤更为广泛,从而加重 DIC,两者形成恶性循环。

(三)微血管栓塞

多见于慢性 DIC,表浅部位表现为肢端发绀、皮肤灶状栓塞性坏死、黏膜斑片状坏死脱落及溃疡形成。深部组织表现为程度不等的脏器功能不全,常规处理难以奏效,往往表现为多脏器功能不全,肾、肺、肝、胃肠道是最常见的栓塞部位,可引起相应器官的功能障碍和有关症状体征。有时较大的动静脉也可形成血栓,表现为相应器官肢体的功能障碍。

(四)微血管病性溶血

微血管内纤维蛋白呈网状沉着,使血管腔变窄或堵塞,当红细胞通过纤维蛋白网时易被擦伤或割破,形成碎片,盔型、三角形、球形及不规则形红细胞增多,这些红细胞极易被破坏而发生溶血。溶血时红细胞游离出的红细胞素具有促凝作用,又可加重 DIC,形成恶性循环。临床表现有黄疸、进行性贫血、腰背酸痛、血红蛋白尿等。

三、实验室检查

(一)反映血小板和凝血因子消耗的指标

1.血小板计数 绝大多数 DIC 患者血小板有不同程度的降低,若进行性减低意义更大。

2.凝血因子Ⅰ测定 DIC 早期患者凝血因子Ⅰ增高,中晚期则降低,低于 1.5g/L 有诊断意义。

3.凝血时间(CT) DIC 早期高凝状态和血栓形成时,CT 往往缩短,甚至采血时血液在针管内即凝固。DIC 中晚期,血液呈低凝状态,CT 明显延长,甚至不凝。

4.凝血酶原时间(PT) DIC 中晚期,60%～100%的患者 PT 延长,但早期患者处于高凝状态。

5.活化部分凝血活酶时间(APTT) DIC 时 APTT 多延长,而 DIC 早期可不延长甚至缩短。APTT 正常值 35～45s,超过正常对照 10s 以上为异常。

6.因子Ⅷ及其他因子测定 DIC 时因子Ⅷ：C 降低,vWF：Ag 升高,Ⅷ：C/vWF：Ag 比值降低。Ⅷ：C 降低对诊断肝病合并 DIC 具有重要意义。

(二)反映凝血酶生成和纤维蛋白形成的试验

1.凝血酶原片段 $1+2(F_{1+2})$ F_{1+2} 血中浓度的增高是 DIC 血管内血栓形成的早期诊断指标。虽然也见于恶性肿瘤、严重感染、动静脉血栓、心脑血管梗死等,但 F_{1+2} 的增高说明机体处于高凝状态,是抗凝疗法的适应证。

2.凝血酶—抗凝血酶Ⅲ复合物(TAT) TAT 异常增高是 DIC 早期诊断的指标,且对抗凝疗法的疗效判断有用。

3.纤维蛋白肽 A(FPA) DIC 早期,血液或尿中 FPA 增高。血栓患者肝素治疗有效后 FPA 下降。

4.可溶性纤维蛋白单体复合物(SFMC) 在 DIC 等血栓性疾病早期 SFMC 阳性。血中测出 SFMC 提示凝血酶生成后已导致凝血因子Ⅰ向纤维蛋白转化,并进入继发性纤溶初级阶段。

5.抗凝血酶Ⅲ(AT-Ⅲ) DIC 时 AT-Ⅲ消耗性减少,当其活性<60%时,肝素几乎不能发挥抗凝作用。肝病的蛋白质合成功能障碍或肾病综合征所致 AT-Ⅲ从肾漏出时,AT-Ⅲ的浓度也降低。

(三)反映血小板激活的指标

对 DIC 有诊断意义的血小板活化产物包括：①β 血小板球蛋白(β-TG)；②血小板第 4 因子(PF-4)，虽增高但不明显，故 β-TG/PF-4 的比值增高，肝素治疗时 PF-4 增高明显；③血栓素 B_2(TXB_2)；④颗粒膜蛋白(GMP-140)。

(四)反映纤溶亢进的指标

1.纤维蛋白(原)降解产物(FDP)测定   正常情况下，血中 FDP 含量在 10mg/L 以下，高于 20mg/L 提示 DIC。原发性纤溶亢进时 FDP 也明显增高。

2.D-二聚体(D-dimer)测定   D-二聚体是鉴别原发性纤溶和继发性纤溶的关键指标，被认为是诊断 DIC 最有价值的指标之一。

3.鱼精蛋白副凝试验(3F 试验)   血中有 FDP(主要为碎片 X、Y)存在的情况下，纤维蛋白单体与 FDP 形成一种可溶性复合物，当加入鱼精蛋白时，纤维蛋白单体析出并形成絮状沉淀。3P 试验阳性表明血中有纤维蛋白单体和 FDP 的存在，故 3P 试验阳性主要见于 DIC 中期患者，而晚期因凝血因子 I 极度减低，此时该试验往往阴性。3P 试验假阳性较多。

4.优球蛋白溶解时间   优球蛋白溶解速度反映了纤溶酶活性，正常大于 120min。DIC 时本试验阳性率低，为 $18\% \sim 42\%$。DIC 早期该试验阴性，晚期由于纤溶酶原消耗殆尽，该试验也可转为阴性。

5.纤溶酶原测定   生理情况下，血浆中含有丰富的纤溶酶原，DIC 时纤溶酶原转变成纤溶酶，故纤溶酶原明显降低。

6.纤溶酶-α_2 纤溶酶抑制剂复合物(PIC)   纤溶酶形成后很快被 α_2 纤溶酶抑制剂中和而很难直接测定纤溶酶(类似凝血酶和 AT-Ⅲ 的关系)，由于正常人血液中不存在 PIC，PIC 的半衰期仅数小时，一旦血中测出该物质即可证实纤溶反应的存在。

(五)血管内皮损伤标记物

血管内皮损伤是 DIC 最常见的始动因素，血管内皮主要有 5 种抗血栓活性物质：血栓调节蛋白(TM)、组织因子抑制物(TMPI)、前列环素 I_2(PGI_2)、类肝素、t-PA。其中 TM 为独立的血管内皮损伤的标记物，DIC 时 TM 明显增高。TM 和凝血酶 1:1 结合后使后者不再作用于血小板、凝血因子 I、因子 V、因子 Ⅷ，但使蛋白 C 的活性提高 $1000 \sim 2000$ 倍，从而发挥抗凝作用。DIC 特别是伴有多脏器功能不全时 TM 异常增高，故 TM 在 DIC 的诊断、预后和发病中的意义近来备受重视。

（六）其他

1.外周血涂片见红细胞碎片，棘形、三角形、不规则形等畸形红细胞增多，对DIC诊断有重要价值。

2.DIC患者常有肝功异常、肾功异常以及心、肺功能改变等继发性异常。

四、分 期

为了便于临床早期诊断和有针对性的治疗，可将DIC分如下3期：

1.高凝血期（DIC早期） 该期一般较短暂，临床以血栓形成和微循环衰竭为主，出血不明显。反映凝血酶和纤维蛋白生成以及血小板活化的指标明显异常；CT、PT等凝血试验常缩短或正常，凝血因子I增高或正常，血小板计数正常。

2.消耗性低凝期（DIC中期） 临床以微循环衰竭和出血并存为特点。实验室检查显示血液黏滞度减低，有消耗性血小板减少和凝血因子减低的实验证据，也有FDP增高、3P试验阳性、纤溶酶原降低等纤溶亢进的证据。

3.继发性纤溶亢进期（DIC晚期） 临床以广泛出血和脏器功能衰竭为主要表现。实验室检查显示血液黏滞度明显降低，CT明显延长甚至不凝，PT明显延长或不凝，凝血因子I极度减低，血小板重度减少，纤溶酶原显著减低，3P试验转为弱阳性或阴性（FDP仍高）。

五、分 型

（一）根据起病急缓和临床病情，可分为以下3型

1.急性型 数小时至1～2d内发病，病情急剧、凶险，出血、休克、血栓形成等症状明显。多见于急性感染、急性溶血、羊水栓塞、急性创伤和大手术等。

2.亚急性型 数天至数周内发病，病情较急性型缓和，可有静脉或动脉栓塞症状。常见于恶性肿瘤和急性白血病、死胎滞留等。

3.慢性型 起病缓慢，病程经过有时可达数月甚至数年，高凝期明显，出血不严重，可仅见淤点或淤斑，易与原发病相混而被忽视。见于妊娠中毒症、结缔组织病、巨大血管瘤、慢性肝病等。

（二）根据原发病可分为3型

1.败血症型DIC 该型DIC的临床特点是出血倾向相对较轻，而微血栓形成所致的重要脏器功能不全较为常见。该型实验室特点是血小板、凝血因子水平重度减低，血小板活化、凝血因子激活标志物明显升高，纤溶系的α_2PI、PAI不但不降低，反有上升趋势，故AT-III/α_2PI比值小于1，若<0.6时易发生脏器功能障碍。

该型治疗以抗凝及血小板、凝血因子补充为主,抗纤溶治疗常可加重病情。

2.肿瘤型 DIC　肿瘤细胞释放组织因子,也释放纤溶酶激活物,造成凝血因子消耗和纠溶亢进,加上原有血小板减少,因而临床特点是出血症状明显,特别是再发和迟发性出血但微循环障碍和栓塞造成的脏器功能衰竭较少而轻。实验室特点为血小板和凝血因子降低不明显,以纤溶指标变化为主。AT-III/α_2PI 大于 1。抗纤溶治疗较为重要,抗凝治疗应谨慎。

3.产科型 DIC　见于羊水栓塞、胎盘早剥等产科疾患,来自胎盘或羊水中的组织因子进入血流,激活外源性凝血系统,形成微血栓,由于纤溶系统被不同程度激活,临床表现为出血和微血栓所致脏器功能不全,特别是肾功能不全。实验室特点为凝血和纤溶系统多项指标异常,治疗以抗凝疗法和补充疗法为主,适当应用抗纤溶治疗。

六、诊断

(一)DIC 诊断标准

1.存在易致 DIC 的基础疾病　感染、恶性肿瘤、病理产科、大型手术及创伤等。

2.有下列两项以上临床表现　①严重或多发性出血倾向;②不能用原发病解释的微循环障碍或休克;③广泛性皮肤黏膜栓塞、灶性缺血性坏死、脱落及溃疡形成,或不明原因的肺、肾、脑等脏器功能衰竭;④抗凝治疗有效。

3.实验检查符合下列条件

(1)同时有下列 3 项以上试验异常:①血小板计数低于 100×10^9/L(白血病、肝病<50×10^9/L)或呈进行性下降,或下列两项以上血小板活化分子标志物血浆浓度增高:β-血小板蛋白(β-TG),血小板第 4 因子(PF$_4$),血栓烷 B$_2$(TXB$_2$),血小板颗粒膜蛋白-140(F-选择素,GMP-140);②血浆凝血因子 I 含量<1.5g/L(肝病<1.0g/L,白血病<1.8g/L),或≥4.0g/L,或呈进行性下降或增高;③3P 试验阳性,或血浆 FDP>20mg/L(肝病 FDP>60mg/L)或血浆 D-二聚集体水平阳性(较正常增高 4 倍以上);④PT 延长或缩短 3s 以上(肝病>5s),APTT 延长或缩短 10s以上;⑤AT-III活性<60%(不适用于肝病)或蛋白 C(PC)活性降低;⑥血浆纤溶酶原(PLG<900mg/L);⑦因子VIII:C 低于 50%(肝病必备);⑧血浆内皮素-1(ET-1)水平高于 80mg/L 或凝血酶调节蛋白(TM)较正常增高两倍以上。

(2)疑难或特殊病例应有下列两项以上异常:①血浆凝血酶原碎片 1+2(F$_{1+2}$)、凝血酶-抗凝血酶III复合物(TAT)或纤维蛋白肽 A(FPA)浓度增高;②血浆可溶性单体(SFM)浓度增高;③血浆纤溶酶-纤溶酶抑制复合物(PIC)浓度升高;④血浆组织因子(TF)浓度增高(阳性)或组织因子途径抑制物(TFPI)浓度下降。

(3)基层医疗单位 DIC 实验诊断参考标准:具备下列 3 项以上检测指标异常,可诊断 DIC。①血小板低于 $100\times10^9/L$ 或进行性下降;②凝血因子 I 低于 1.5g/L 或进行性下降;③3P 试验阳性;④PT 延长或缩短 3s 以上或呈动态变化;⑤外周破碎红细胞高于 10%;⑥不明原因的血沉降低或应增快的疾病反而测值正常。

(二)前 DIC 诊断参考标准

前 DIC 是指在 DIC 基础疾患存在的前提下,体内与凝血纤溶过程有关的各系统或血流动力学发生一系列病理变化,但尚未出现典型的 DIC 症状或尚未达到 DIC 确诊标准的一种亚类临床状态,一般发生在 DIC 病前 7d 内。病理特点主要表现为血液呈高凝状态,凝血因子及血小板并不降低,随着病程的进展,一旦发生消耗性凝血障碍时,即出现典型的 DIC 临床表现,继之并发多脏器功能衰竭而危及患者生命。因此,pre-DIC 的及时诊治对于阻止 DIC 病程进展,改善预后,降低病死率极为重要。

诊断标准如下:

1.存在易致 DIC 的基础疾病。

2.有下列一项临床表现 ①出现皮肤黏膜栓塞、灶性缺血性坏死脱落及溃疡形成;②原发病不能解释的微循环障碍,如皮肤苍白、湿冷及发绀等;③不明原因的肺、肾、脑等轻度或可逆性脏器功能障碍;④抗凝治疗有效。

3.有下列 3 项以上试验指标异常

(1)正常操作条件下,采集血标本易凝固,或 PT 缩短 3s、APTT 缩短 5s 以上。

(2)血浆血小板活化分子标志物含量增高:①β-TG;②PF_4;③TXB_2。

(3)凝血激活分子标志物含量增高:①F_{1+2};②TAT;③FPA;④SFM。

(4)抗凝活性降低:①AT-Ⅲ活性降低;②PC 活性降低。

(5)血管内皮细胞受损伤分子标志物含量增高:①ET-1;②TM。

七、救治措施

(一)基础疾病的治疗和消除诱因

基础疾病的治疗和及时消除诱因对于防止和(或)终止 DIC 至关重要。如及时清除病理产科的子宫内容物;积极有效地控制感染和败血症;补充血容量,纠正水电解质和酸碱失衡;积极治疗休克和加强支持治疗等。部分患者在原发病得到积极控制后,DIC 可自行终止。对于原发病不易控制者,如癌肿广泛转移、白血病等,疗效较差,预后不佳。

(二)抗凝疗法

1.普通肝素　肝素是 AT-Ⅲ的激活剂,可与 AT-Ⅲ分子中的赖氨酸残基结合,使 AT-Ⅲ空间构象改变,随后与凝血酶结合形成肝素—凝血酶-AT-Ⅲ复合物,使凝血酶灭活,最后肝素与复合物分离。因此,肝素在体内有再利用现象。1分子肝素可与 150 分子的 AT-Ⅲ结合,可使 AT-Ⅲ的抗凝活性增强 1000 倍。

(1)适应证:几乎所有 DIC 都是肝素应用的适应证,但对下列情况疗效较好:①急性 DIC 早期;②亚急性或慢性 DIC;③病因不能及时去除者;④准备手术除去病因时,为防止术中、术后促凝物质进入血液循环而加重 DIC 者可短期应用,准备补充凝血因子或应用抗纤溶药物者应先用肝素;⑤基础疾病为羊水栓塞、感染性流产、血型不合的输血、白血病和其他肿瘤、暴发性紫癜、糖尿病、肾病、肺心病、中暑、巨大海绵状血管瘤等疾病者。感染性 DIC、重症肝病 DIC、新生儿 DIC 等使用肝素尚有争议。

(2)禁忌证:①既往有严重遗传性或获得性出血性疾病,如血友病等;②有手术或损伤创面未经良好止血者;③蛇毒所致的 DIC;④近期内有结核病咯血、溃疡病出血和出血性脑卒中者;⑤严重肝病所致 DIC;⑥DIC 后期,以纤溶亢进为主要病理变化时。

(3)剂量和用法:以前强调肝素用量要达到肝素化,即肝素用量要使 APTT 达正常的 1.5～2 倍,所需剂量差异很大。目前主张除心脏外科手术、羊水栓塞等少数情况外,肝素用小剂量,即 5～15U/(kg·h)加入 5%葡萄糖溶液中静脉注射(1mg=125U),预防时可用皮下注射。皮下注射可持续稳定地吸收而使肝素发挥持续恒定的抗凝作用,但微循环衰竭时,皮下注射吸收不良。肝肾功能障碍者肝素剂量宜酌减。一般用药 5～7d,逐渐减量以至停药。

(4)肝素治疗的有效指标:出血明显改善,休克、脏器功能衰竭得以恢复,实验室异常改善或恢复正常。肝素治疗无效者应考虑:①基础疾病或诱因未消除或未控制;②肝素应用不当,如应用太晚、剂量太小、疗程不足或过量;③病程进入纤溶亢进期而抗纤溶治疗弱;④休克期过长,影响肝素活性;⑤某些特殊蛋白酶(如蛇毒蛋白)引起的 DIC,应用肝素多无效。

(5)用药监测:①APTT:应用肝素时 APTT 应控制在正常的 1～1.5 倍,不足 1 倍提示肝素不足,超过 1.5 倍则提示过量。②CT(试管法):也可用于肝素的监护,控制在正常的 2 倍,不得超过 25～30min。③安全剂量法用药:肝素 10～15U/(kg·h),持续静脉点滴,一般无出血不良反应且可逆转 DIC 病程,无须监测。

(6)肝素过量的处理:应用肝素后如果出血加重或止血后再出血而与 DIC 本身无关者应考虑肝素过量,APTT>100s 或 CT>30min 是其依据。一旦发现肝素过量,立即缓慢静脉注射鱼精蛋白 25~50mg(1mg 鱼精蛋白可中和 1mg 肝素,通常中和最后一次的肝素用量即可)。

(7)并发症和不良反应:主要有出血、血小板减少,还可引起纤溶亢进、过敏反应、皮肤坏死、骨质疏松等不良反应。

2.低分子量肝素　低分子量肝素具有以下优点:①抗凝作用可以预测,不需严密监测;②半衰期较长,皮下注射吸收达 90% 以上,抗凝作用可持续 16~24h,每天仅需给药 1~2 次;③对 AT-Ⅲ 依赖性较少;④肝素诱导的血小板减少少见;⑤抗凝血因子 Xa 作用强,抗凝血酶作用较弱,故 APTT 延长不明显,出血较少。低分子量肝素的剂量以抗 Xa 活性单位表示。常用剂量为 75~150 抗 Xa 单位/(kg·d),连用 2d,分 2 次皮下注射。

3.AT-Ⅲ　DIC 时 AT-Ⅲ 常因大量消耗而明显减少。一般认为,若 AT-Ⅲ 活性降至<70% 应予补充,将其血浆浓度提高到 80%~120%,以利于充分发挥肝素的抗凝作用。AT-Ⅲ 的用量=(期望达到活性-实际检测活性)×0.6×体重(kg)。一般用量为:第 1 天 1000U,第 2 天减半,5d 为一个疗程,每日或隔日测定 AT-Ⅲ 活性,以其实际活性调节 AT-Ⅲ 用量。

(三)抗血小板药物

常用的抗血小板药物有阿司匹林、双嘧达莫、噻氯匹定等。临床上适用于早期高凝状态、病情较轻或病因可祛除者、怀疑 DIC 者、DIC 已控制而肝素减量或停用者。双嘧达莫 200~400mg/d 单独或与右旋糖酐-40 合用。噻氯匹定 250mg,2 次/天。

(四)其他抗凝剂及抗血小板药物

1.复方丹参注射液　疗效肯定、安全,无明显不良反应,既可与肝素合用以减少肝素用量,也可在慢性 DIC、疑似 DIC 病例以及缺乏确诊及血液学监测实验条件下作为主要抗凝剂单独使用。用法为 20~40ml 加入 100~200ml 葡萄糖液内静脉滴注,2~4 次/天,可连用 3~5d。

2.右旋糖酐-40　具有抗血小板聚集、补充血容量和疏通微循环作用,可作为 DIC 的辅助治疗。用法为 500ml/d,静脉滴注,可连用 3~5d。

(五)补充血小板及凝血因子

DIC 进入消耗性低凝期,血小板和凝血因子明显减低,临床出血症状严重时,应及时补充血小板和凝血因子。补充血小板及凝血因子仅用于有消耗性减少的确凿证据,或经病因和抗凝治疗 DIC 未良好控制者。

血小板悬液输注用于血小板低于 $20 \times 10^9/L$,疑有颅内出血或脏器出血广泛而严重的 DIC 患者,输入剂量以使血小板在 $50 \times 10^9/L$ 以上为宜,一般 24h 不少于 10U。

(六)纤溶抑制剂

DIC 进入晚期,有明显纤溶亢进时可考虑应用此类药物。常用药物有 6-氨基己酸、氨甲苯酸、氨甲环酸、抑肽酶。少尿、休克患者应慎用或不用。

第三节　脓毒症

一、基本概念

脓毒症是机体受到明确的病原微生物(如细菌、病毒、真菌、寄生虫)感染引起的全身炎症反应综合征(SIRS),近 20 年来受到广泛重视。脓毒症常与其他器官感染重叠,由于有的感染很易找到病灶,就以常用感染灶部位命名而不用脓毒症,如肺炎、疖肿而不用脓毒症。但是有 40% 左右患者的血培养阳性,却找不到感染灶;或血培养阴性,但有明确的感染临床表现,故而统称之为脓毒症。脓毒症是严重感染、重症创伤、大手术后、重症胰腺炎和休克等常见的并发症,进一步发展可导致脓毒性休克、急性呼吸窘迫综合征(ARDS)和多脏器功能障碍综合征(MODS)。在美国每年至少有 75 万例严重脓毒症新发病例,在疾病死亡原因中占第 11 位,仅次于心血管疾病,脓毒症患者最终死亡原因大多是多器官功能衰竭。

二、常见病因

脓毒症是机体内一系列病理生理变化的动态过程,实际上是 SIRS 不断加剧、恶化的结果。脓毒症主要由革兰阴性菌和革兰阳性菌引起,常见的有产 ESBL 的肠杆菌科、多耐药的葡萄糖非发酵菌,以及耐甲氧西林的金黄色葡萄球菌(MRSA),亦可由病毒或真菌引起。

三、发病机制

脓毒症发病机制非常复杂,涉及感染、炎症、免疫、凝血及组织损害等一系列问题,并与机体多系统、多器官病理生理改变密切相关。

炎症介质的介导是脓毒症发生机制中的重要环节。单核/巨噬细胞系统受内毒素脂多糖(LPS)的刺激,释放肿瘤坏死因子(TNF)和白介素(IL)-1、IL-8 等炎症介质,促进了炎症反应,且 TNF 和 IL-1 两者有协同作用,IL-8 对组织炎症的持久损害有重要影响。花生四烯酸的代谢产物血栓素-2(血管收缩剂)、前列腺环素(血管扩张剂)及前列腺素 E2 均参与发热、心动过速、呼吸急促、心室灌注异常和乳酸酸中毒的发生。这些炎症介质的产生也会导致内皮细胞的功能障碍,从而启动了局部反应,包括促进白细胞的黏附和迁移,凝血酶的生成和纤维蛋白的形成,局部血管活性的改变、通透性增加,导致细胞凋亡。再加之宿主的免疫放大反应,促进了异位炎性反应的循环、凝血系统激活以及细胞间的相互作用,最终导致微血管内血栓形成、低氧血症和器官功能障碍。在脓毒症中,炎症反应途径、凝血途径以及其他细胞反应相互交织和相互影响,共同发挥作用。由于细胞因子在脓毒症中有重要的诱导促凝作用,因此发生脓毒症时凝血功能紊乱很常见,其中 30%～50%的患者会发生弥散性血管内凝血(DIC)。

四、诊断思路

2001 年美国华盛顿召开的"国际脓毒症联席会议"提出了脓毒症和严重脓毒症的诊断标准。

1.感染　证实或疑似存在感染,同时含有下列某些征象:①体温大于 38.3℃或小于 36℃;②心率每分钟大于 90 次或大于不同年龄段正常心率 2 个标准差;③每分钟超过 30 次;④意识改变;⑤明显水肿或液体正平衡每千克体重大于 20ml 超过 24h;⑥高血糖:血糖大于 7mmol/L(无糖尿病史)。

2.炎症反应参数　①外周血白细胞计数 $>12.0\times10^9/L$,或 $<4.0\times10^9/L$,或计数正常,但不成熟白细胞 $>10\%$;②C 反应蛋白(CRP)$>$正常 2 个标准差;③前降钙素(PCT)$>$正常($<0.5ng/ml$)2 个标准差。

3.血流动力学参数　①低血压:收缩压(SBP)$<90mmHg$;平均动脉压(MAP)$<70mmHg$,或成人 SBP 下降 $>40mmHg$;②混合静脉血氧饱和度(SvO_2):$<70\%$;③心脏指数 $<3.5L/(min \cdot m^2)$。

4.器官功能障碍参数　①低氧血症:$PaO_2/FiO_2<300mmHg$;②急性少尿:尿量 $<0.5ml/(kg \cdot h)$ 至少 2h;③肌酐增加 $\geqslant44.2\mu mol/L$;④凝血异常:国际标准化比值(INR)>1.5 或部分凝血活酶时间(APTT)$>60s$;⑤血小板 $<100\times10^9/L$;⑥肠梗阻:肠鸣音减弱或消失;⑦高胆红素血症:总胆红素 $>70\mu mol/L$。

5.组织灌注参数　①高乳酸血症:血乳酸(BLA)$>3mmol/L$;②毛细血管充盈时间延长或皮肤出现花斑。

符合感染参数中的两项以上和炎症反应参数中的一项以上指标即可诊断为脓毒症。在脓毒症的基础上出现血流动力学参数、器官功能障碍参数、组织灌注参数中的任何一项以上指标者诊断为严重脓毒症（包括 MODS）。

五、救治方法

脓毒症治疗主要是综合治疗，集束化治疗（SSCB）是综合治疗的体现，免疫调理治疗对炎症介质平衡、调整起到积极的作用。2003 年召开了由 11 个国际组织参加的"拯救脓毒症战役（SSC）"，会议制定了脓毒症治疗指南。研究表明，机体的免疫状态在脓毒症的发生、发展过程中处于一种免疫细胞过度激活和淋巴细胞受抑制的双相性异常或紊乱状态，对免疫抑制状态的调整已成为当前治疗的热点。

1.早期目标治疗（EGDT）　确诊脓毒性休克后 6 小时内进行液体复苏，且要达到以下目标：中心静脉压（CVP）达 $8\sim12cmH_2O$；平均动脉压（MAP）$\geqslant65mmHg$；中心静脉血氧饱和度（$ScvO_2$）或 $SvO_2\geqslant70\%$。液体复苏效果与液体性质无关，主要与输液量有关。液体复苏后血压仍不满意者可用升压药，首选去甲肾上腺素。液体复苏后 SvO_2 仍小于 70% 者可输血，维持红细胞压积在 30% 左右。之后若 SvO_2 仍小于 70%，可应用多巴酚丁胺，提高心输出量和氧输送。

2.小剂量氢化可的松注射液　推荐使用小剂量氢化可的松注射液静脉滴注，$<300mg/d$，持续 $5\sim7d$。亦可采用甲基强的松龙针剂静脉滴注或推注，$40\sim80mg/d$。

3.抗生素治疗　①诊断为重症脓毒症后 1h 内，在获得有关标本，并进行细菌培养后，应该立即静脉使用抗生素；②初始经验性抗感染治疗尽量覆盖可能的病原体；③在抗生素使用 $48\sim72h$ 后，应结合临床和细菌培养进行抗生素再评价。抗生素使用时间一般为 $7\sim10d$，可根据临床反应调整。

4.严格控制血糖　要将重症脓毒症患者的血糖维持在 $8.3mmol/L$ 水平。早期每 $30\sim60min$ 监测一次血糖，血糖稳定后每 4h 监测一次血糖。

5.碳酸氢盐的使用　严重的酸中毒（如血 $pH<7.15$）往往使休克难以纠正，并可导致脏器损伤，故应纠正。对伴有较严重代谢性酸中毒患者，建议给予 5% 碳酸氢钠使血 pH 接近 7.35 左右，应杜绝矫枉过正，如血 $pH>7.45$。防止氧解离曲线左移，加重组织缺氧。

6.预防深静脉血栓　应该通过小剂量肝素或低分子肝素来预防重症脓毒症患者深静脉血栓的形成。对于使用肝素有禁忌的感染者（如血小板减少、严重的凝血机制障碍、活动性出血、近期的颅内出血），推荐使用机械预防措施，如逐渐加压袜

(GCS)或间歇压迫器(ICD)。

7.免疫调理

(1)胸腺肽:可以诱导和促进 T 淋巴细胞、NK 细胞分化和成熟,提高 IL-2 的产生和受体表达水平,增强巨噬细胞的吞噬功能。

(2)免疫球蛋白:合理补充免疫球蛋白,不仅可清除病原体内持续存在的病毒与细菌毒素,对病毒和细菌感染引起的免疫缺陷状态也有调节作用,能迅速控制病毒与细菌所致的感染。

(3)干扰素(IFN-γ)及其诱导物:IFN-γ 可使血浆中 IL-6、TNF-α 水平及单核细胞 HLA-DR 的表达增加,从而改善脓毒症患者的免疫状态,提高患者存活率。

(4)乌司他丁:乌司他丁是从人尿液中分离纯化的一种广谱的、典型的 Kuniz 型蛋白酶抑制剂,可以抑制体内广泛分布的丝氨酸蛋白酶活性,具有减少炎症细胞浸润、抑制多种炎症因子和介质释放、消除氧自由基的功能,起到抗炎、减少细胞与组织损伤、改善微循环与组织灌注等作用。

8.床边血液净化(CRRT)治疗 CRRT 是利用物理学原理通过对流、吸附作用达到清除血液中特定物质的方法。一般在发病后 48～72h 进行 CRRT 治疗,有利于减轻过度炎症反应。高流量的 CRRT 能够明显改善脓毒性休克时的血管阻力、减少血管活性药物的剂量,并能够迅速改善高热、呼吸急促、心动过速等全身炎症反应。

六、最新进展

(一)脓毒症集束化治疗的更新

随着新的循证医学证据的发现,SSC 指南于 2008 年、2012 年两次更新,集束化治疗的内容也略有不同,2012 年最新的集束化治疗删除了原有的 24h 集束化治疗,并将过去的 6h 集束化治疗更改为 3h 和 6h 集束化治疗。3h 集束化治疗包括:①动脉血乳酸测定;②应用抗生素前留取血培养;③使用广谱抗生素;④在低血压和(或)乳酸≥4mmol/L 时,启动晶体液 30ml/kg 进行复苏。6h 集束治疗包括:①经初始液体复苏低血压无法纠正时,应用升压药物维持平均动脉压(MAP)≥65mmHg。②经初始液体复苏血压仍低或初始乳酸水平≥4mmol/L 时,测定中心静脉压(CVP)及中心静脉血氧饱和度(ScvO$_2$)。6h 复苏治疗的定量目标为 CVP≥8cmH$_2$O,ScvO$_2$≥70%。③如果初始乳酸水平升高,应重复测定乳酸,复苏治疗的定量目标为乳酸恢复正常。

集束化治疗引发的争议主要是:①一些作为液体复苏终点的指标,如 CVP、

$ScvO_2$、动脉血乳酸等,不能准确一致地反映患者容量状态或容量反应性;②一些集束化治疗的复苏措施,如多巴酚丁胺、浓缩红细胞输注等,不能明确改善患者预后。对这些措施,临床依从性较低。有研究发现:单项措施的不依从并未影响患者预后。发表在 2012 年 *Lancet* 上的前瞻性队列研究中比较了欧洲与美国 2005—2010 年间 200 个医疗单位对集束化治疗的依从性显示:美国对复苏目标 CVP≥$8cmH_2O$ 和 $ScvO_2$≥70%的依从性不足 30%,欧洲亦不足 50%。2010 年 Levy 等的研究中也发现集束化治疗推广前 CVP 和 $ScvO_2$ 达标率为 26.3%和 13.3%,集束化治疗推广后的依从性也均未达 50%,该研究同时显示 CVP 和 $ScvO_2$ 复苏目标的不依从并未对脓毒症的住院病死率产生显著影响。Chung 等发表在 2012 年 *Shock* 上的研究也显示:$ScvO_2$ 是否达标对脓毒症患者的 28d 死亡率及住院病死率不产生影响。2010 年 Levy 等的研究显示:乳酸测定、小剂量糖皮质激素以及 CVP 和 $ScvO_2$ 是否达标对脓毒症住院病死率无影响。

既然某些措施的不依从不影响生存,而整体的不依从增加死亡率,是否去掉集束化治疗中的一些依从性差的指标会使集束化治疗更完美?其中 CVP 是临床依从性较差且争议较大的指标之一,因其容易受胸腔压、腹腔压和呼气末正压(PEEP)的影响,所以 CVP 不一定能反映血管内压力;其次受不同血管张力的影响,CVP 也不一定能反映容量;再者,患者是否对液体复苏有反应还取决于心功能,CVP 也不能决定是否需要复苏。然而另外一个观点认为:一个低或生理范围内的 CVP 能够预示液体治疗的安全性,而一个高的 CVP 往往提示我们液体治疗需要谨慎。因此通过测量 CVP 指导液体复苏,比不监测 CVP 而盲目复苏更为安全,而且 CVP 测量相对简单易行,对有低血压或灌注不足患者来说,液体复苏使 CVP≥$8cmH_2O$ 这一生理范围也是安全可行且必要的。另一依从性较差的指标为 $ScvO_2$ 或 SvO_2,其局限性一方面因为 $ScvO_2$ 或 SvO_2 的测量需要中心静脉置管等复杂性操作,在一些患者及医疗单位实施较困难。另一方面,严重休克微循环氧摄取障碍或短路时,$ScvO_2$ 或 SvO_2 不一定偏低,Sv_2 偏高也可能提示组织氧利用障碍。Textoris 等发现:休克晚期 $ScvO_2$ 偏高时病死率更高。但是,如果 $ScvO_2$ 或 SvO_2 低,仍可以提示氧代谢障碍的存在,意味着这些患者需要通过复苏或其他措施改善氧代谢。

(二)其他治疗措施的更新

1.复苏液体和血液制品的输注 对脓毒症导致低血容量、组织低灌注患者,推荐初始液体复苏首选晶体液,晶体液复苏量至少 30ml/kg,输注大量的晶体溶液时可加用白蛋白、羟乙基淀粉。在肾功能恶化、需要透析的风险升高和凝血功能障碍时,不推荐使用分子量>200kDa 和/或取代级>0.4 的羟乙基淀粉进行液体复苏。在严重脓毒症患者血小板计数<10×10^9/L、无明显出血的情况下可预防性输注血小板;血小板计数<20×10^9/L,伴有显著性出血风险的患者可预防性输注血小板;活动性出血、手术或侵入性操作的患者建议使血小板计数≥50×10^9/L。不建议严重脓毒症、感染性休克的成人患者静脉使用丙种球蛋白。

2.血管活性药物　推荐首选的血管活性药物是去甲肾上腺素(NE)。如果 NE 效果不明显,可联合或选择肾上腺素,或者 NE 联合 0.03U/min 的血管加压素以升高至目标的平均动脉压或下调 NE 的用量。最近 Torgersen 等研究显示:使用较大剂量的血管加压素(0.067U/min)对改善进展性休克的疗效优于小剂量的血管加压素(0.033U/min);伴有急性肾衰竭的脓毒性休克患者,应用小剂量血管加压素较单纯应用 NE 更具优势,可使患者更多受益。多巴胺仅限用于心律失常风险极低、心输出量低下,或心动过缓的患者,不推荐用低剂量的多巴胺保护肾功能。有充足的血容量和平均动脉压,而仍存在持续的组织低灌注,或合并心功能障碍(心脏充盈压升高、心输出量降低)时,应静脉泵入多巴酚丁胺,最高剂量达 20μg/(kg·min)。因组织灌注不足引起的乳酸血症、血 pH≥7.15 的患者,不建议使用碳酸氢钠改善血流动力学,或减少升压药的使用。

3.病原学诊断、抗生素使用及停用　不推荐使用降钙素原作为严重脓毒症的诊断指标。中性粒细胞减少、多重耐药菌感染(如不动杆菌,假单胞菌属)、严重脓毒症伴有呼吸衰竭和感染性休克时应联合用药,如广谱 β-内酰胺类联合氨基糖苷类或氟喹诺酮类治疗铜绿假单胞菌血流感染,β-内酰胺类联合大环内酯类治疗肺炎链球菌感染的感染性休克。抗病毒治疗越早越好,并要留取标本,通过实时聚合酶链反应(PCR)或病毒培养获得证据。经验性联合治疗一般不超过 3~5d,每日评估抗感染治疗效果,一旦获得病原菌的药敏结果,立即降阶梯或恰当的单药治疗,以降低细菌耐药、药物毒性、治疗费用。疗程一般 7~10d。

4.糖皮质激素的应用　Annane 报告认为:对脓毒症休克,静脉使用小剂量氢化可的松有助于治疗肾上腺皮质功能不全,提高脓毒性休克存活率。如果液体复苏或/和血管活性药物能够恢复成人脓毒性休克患者的血流动力学稳定性,则不建议使用糖皮质激素;如果上述治疗不能恢复血流动力学稳定性时,可使用氢化可的松 300mg/d 连续静脉滴注。不建议用 ACTH 刺激试验来判断感染性休克患者是否需使用氢化可的松;当血管活性药物撤离时,停用激素;糖皮质激素不使用于无休克的严重脓毒症患者。

第四章　呼吸系统急症

第一节　重症肺炎

一、基本概念

肺炎是指终末气道、肺泡及肺间质的炎症改变。其中,细菌性肺炎是肺炎及感染性疾病中最常见的类型之一。此病的诱发因素主要有病原微生物感染、理化因素、免疫损伤、药物及过敏等。本节讨论的是由病原微生物感染引起的重症肺炎。

重症肺炎是由各种病原微生物所致的肺实质性炎症,进而造成严重血流感染。临床上伴有急性感染的症状,多见于老年人,青壮年也可发病。临床表现呼吸频率 ≥30 次/分,低氧血症,$PaO_2/FiO_2 < 300mmHg$,需要机械通气支持,肺部 X 线显示多个肺叶的浸润影,脓毒性休克,需要血管加压药物支持 >4h 以上,少尿,病情严重者可出现弥散性血管内凝血、肾功能不全而死亡。参考肺炎的分类,重症肺炎也可分为重症社区获得性肺炎(SCAP)和重症医院获得性肺炎(SHAP),SHAP 又可分为两类,入院后 4d 以内发生的肺炎称为早发型,5d 或以上发生的肺炎称为迟发型,两种类型 SHAP 在病原菌分布、治疗和预后上均有明显的差异。在 SHAP 当中,呼吸机相关性肺炎(VAP)占有相当大的比例,而且从发病机制、治疗与预防方面均有其独特之处。此外,还包括医疗护理相关性肺炎(HCAP)。据估计我国每年约有 250 万人患肺炎,年发病率约 2/1000,年死亡 12.5 万例,死亡率 10/10 万人,SCAP 的病死率为 21%~58%,而 SHAP 的病死率为 30%~70%。在美国约 75% 的 CAP 患者是在急诊科进行初始诊断和治疗的,在我国也占 70%~80% 左右。

二、常见病因

(一)易感因素

SCAP 最常见的基础病是慢性阻塞性肺疾病(COPD),其次是慢性心脏疾病、糖尿病、酗酒、高龄等,约有1/3的SCAP患者在发病前是身体健康的。SHAP的发生与患者的个体因素、感染控制相关因素、治疗干预引起的宿主防御能力变化等有关。患者相关因素包括多方面,如存在严重急性/慢性疾病、昏迷、严重营养不良、长期住院或手术期、休克、代谢性酸中毒、吸烟、合并基础性疾病、中枢神经系统功能不全、酗酒、COPD、呼吸衰竭等。

(二)病原微生物

病原体可以是单一致病微生物,也可以是混合致病微生物。SCAP最常见的病原体为肺炎链球菌(包括DRSP)、军团菌属、流感杆菌、革兰阴性肠杆菌(特别是克雷白杆菌)、金黄色葡萄球菌、肺炎支原体、铜绿假单胞菌、呼吸道病毒及真菌。SHAP早发型的病原体与SCAP者类似,晚发型SHAP多见革兰阴性菌为铜绿假单胞菌、鲍曼不动杆菌、嗜麦芽窄食单胞菌、大肠埃希菌、肺炎克雷白菌、阴沟肠杆菌、洋葱伯克霍尔德菌,革兰阳性菌为金黄色葡萄球菌、肠球菌属、凝固酶阴性葡萄球菌,真菌以念珠菌为主。

然而临床上常用的致病微生物检测方法只能检测出不足一半的致病微生物,我国台湾的研究显示,在所有CAP中,不明原因肺炎占25%。

1.肺炎链球菌 为革兰阳性双球菌,属链球菌的一种。有20%~40%(春季可高达40%~70%)的正常人鼻咽部分可分离出呼吸道定植菌——肺炎链球菌。肺炎链球菌可引起大叶肺炎,皆为原发性。

2.军团杆菌 为需氧革兰阴性杆菌,以嗜肺军团菌最易致病。此类细菌形态相似,具有共同的生化特征,引起疾病类似。

3.流感嗜血杆菌 是一种没有运动力的革兰阴性短小杆菌。所致疾病分原发感染和继发感染两类,前者为急性化脓性感染,以小儿多见;后者常在流感、麻疹等感染后发生,多见于成人。

4.克雷白菌 为革兰阴性杆菌。主要有肺炎克雷白氏菌、臭鼻克雷白菌和鼻硬结克雷白菌。其中肺炎克雷白菌对人致病性较强,是重要的条件致病菌和医源性感染菌之一。

5.大肠埃希菌 为条件致病菌,属肠杆菌科,埃希杆菌属,革兰阴性,兼性厌氧,该菌为肠道正常菌群。

6.金黄色葡萄球菌 是人类的一种重要病原菌,隶属于葡萄球菌属,有"嗜肉菌"的别称,是革兰阳性菌的代表,可引起许多严重感染。

7.铜绿假单胞菌 是条件致病菌,属于非发酵革兰阴性杆菌。为专性需氧菌。正常人皮肤,尤其潮湿部位如腋下、会阴部及耳道内,呼吸道和肠道均有该菌存在,但分离率较低。铜绿假单胞菌感染常在医院内发生,医院内多种设备及器械上均曾分离到本菌,通过各种途径传播给患者,患者与患者的接触也为传播途径之一。

8.鲍曼不动杆菌　为非发酵革兰阴性杆菌,广泛存在于自然界、医院环境及人体皮肤。估计0.5%～7.6%健康者的皮肤上带有鲍曼不动杆菌,住院患者则高达20%,属于条件致病菌,甚至是造成重症监护病房(ICU)、医院感染暴发的主要致病菌。

9.肺炎支原体　是人类支原体肺炎的病原体。支原体肺炎的病理改变以间质性肺炎为主,有时并发支气管肺炎,称为原发性非典型性肺炎。主要经飞沫传染,潜伏期2～3周。

10.呼吸道病毒　包括导致 SARS 的冠状病毒、新甲型 H1N1 流感病毒、H3N2 流感病毒、H5N1 流感病毒、H7N9 流感病毒、高致病性禽流感病毒等。

11.真菌　在真菌感染方面,除了曲霉病、念珠菌病外,隐球菌病及肺孢子菌肺炎感染日益增多。隐球菌病最常见病原为新型隐球菌。

(1)念珠菌:病原主要为白色念珠菌,此菌正常情况与机体处于共生状态,不引起疾病。当某些因素破坏这种平衡状态时,白色念珠菌便由酵母相转为菌丝相,在局部大量生长繁殖,引起皮肤、黏膜甚至全身感染。另外念珠菌属还有少数其他致病菌,如克柔念珠菌、类星形念珠菌、热带念珠菌等。

(2)曲霉:是腐物寄生性真菌,曲霉为条件致病性真菌。可导致各种感染、过敏反应和肺曲霉球等疾病,也可在人体内定植。大多数是在原有肺部疾患的基础上或因长期使用抗生素和激素后继发感染。

(3)新型隐球菌:又名溶组织酵母菌,是土壤、鸽类、牛乳、水果等的腐生菌,也可存在人口腔中,可侵犯人和动物,一般为外源性感染,但也可能为内源性感染,对人类而言,它通常是条件致病菌。

(4)肺孢子菌:肺孢子菌为单细胞生物,兼有原虫及真菌的特征,具有两种生活周期的形态特征:包囊和滋养体。主要通过呼吸道(空气、飞沫)传播,少数可为先天性感染,健康成人感染肺孢子菌呈亚临床表现,而血清中可检出肺孢子菌抗体,但当免疫功能受到抑制时,肺孢子菌则迅速大量繁殖,引起肺孢子菌肺炎(PCP)。

三、发病机制

足够数量的具有致病力的病原菌侵入肺部,可引起肺部上皮细胞及间质的结构、功能损害,从而引起呼吸困难、低氧血症、ARDS 甚至呼吸衰竭。另一方面是机体防御反应过度。一旦炎性细胞高度活化,进一步引起炎症介质的瀑布样释放,而机体的抗炎机制不足与之对抗,出现全身炎症反应综合征(SIRS)/代偿性抗炎反应综合征(CRS),其结果是全身炎症反应的失控,从而引起严重脓毒症、脓毒性休克,并可引起全身组织、器官的损害,出现 MODS。

四、临床特征

1.一般症状与体征　寒战,高热,但亦有体温不升者。可伴头痛,全身肌肉酸痛,口鼻周围出现疱疹。恶心、呕吐、腹胀、腹痛。体温在 39～41℃,脉搏细数,血压下降＜90/60mmHg。神志模糊,烦躁不安,嗜睡,谵妄,抽搐和昏迷,四肢厥冷,出冷汗,少尿或无尿。

2.呼吸系统

(1)咳嗽、咳痰、咯血:可为干咳、咯黏痰或脓性痰,有时咯铁锈痰或血痰,甚至咯血;伴发肺脓肿(厌氧菌感染)时可出现恶臭痰。

(2)胸痛:多为尖锐的刺痛,咳嗽吸气时加重。

(3)呼吸困难:表现为气促、进行性呼吸困难、呼吸窘迫等。

(4)体征:呼吸急促无力或为深大呼吸,呼吸频率＞30 次/分,鼻翼扇动,口唇及肢端发绀。肺病变部位语颤增强,叩诊浊音或实音,肺泡呼吸音减弱,可闻及干湿啰音,部分患者可闻及胸膜摩擦音。

3.并发症　炎症反应进行性加重,可导致其他器官功能的损害。常并发脓毒症、脓毒性休克、MODS。

五、辅助检查

1.病原学检查

(1)血培养:严重感染伴血流感染者,于抗菌药物使用前,可在血液中培养出致病菌。因此对所有重症患者均应留取两套血培养。

(2)有创检查:应用其他有创操作取得原本无菌部位的标本对肺炎诊断具有重要意义。有创检查包括:胸腔穿刺、经皮肺穿刺、支气管镜保护性毛刷、支气管肺泡灌洗、支气管吸取物定量、支气管镜。

(3)痰培养:痰培养在 24～48h 可确定病原菌。重症肺炎患者如有脓痰则需要及时进行革兰染色涂片,出现单一的优势菌则考虑为致病菌,同时可解释痰培养的结果。与革兰染色相符的痰培养结果可进行种属鉴定和药敏试验。某些特殊染色如吉曼尼兹染色,可见巨噬细胞内呈紫红色细菌应考虑为军团杆菌可能。诊断卡氏肺孢子虫病(PCP)的金标准是在肺实质或下呼吸道分泌物中找到肺孢子菌包囊或滋养体。

(4)抗原检测:对住院的重症肺炎患者以及任何出现肺炎伴胸腔积液的患者均需要应用免疫层析法进行尿肺炎链球菌抗原检测。因病情严重以及流行病学或临床怀疑军团菌感染患者,需要进行尿液及血清军团菌抗原检测。其中,尿军团菌Ⅰ型抗原检测是最快捷的诊断或排除诊断方法,试验阴性则表明军团菌感染可能性不大,但并不能完全排除。隐球菌荚膜多糖抗原,对隐球菌感染均有非常好的诊断特异性。

(5)血清学试验:对于肺炎支原体、肺炎衣原体和军团菌感染,血清学试验在流行病学研究中的作用比个体诊治更重要。如果在治疗过程中考虑有非典型病原感染可能(例如患者对 β-内酰胺类抗生素治疗无反应),那么血清学试验不应作为唯一的常规诊断试验,联合应用病原 IgM 抗体和 PCR 检测可能是最敏感的检测方法。真菌由于痰培养阳性较低,近年来研究发现通过测定真菌的细胞壁成分半乳甘露聚糖(GM)和代谢产物 1,3-β-D 葡聚糖(G 试验)可提高对真菌感染的诊断能力。GM 试验对肺曲霉病的诊断价值非常大,其诊断的敏感度和特异度均高达90%左右。怀疑病毒感染者应进行病毒抗体检测。

(6)分子生物学试验:对于 CAP 患者,应用定量分子检测方法进行痰和血液中肺炎链球菌的检测可能有效,尤其是对于已经开始抗生素治疗患者,可以作为一个评估病情严重度的有用工具。在检测冬季流行常见的流感和呼吸道合胞病毒感染以及非典型病原体方面,分子生物学试验提供了可行的检测方法,其结果可以及时地用于指导临床治疗。

2.血常规　白细胞>(10~30)×10^9/L,或<4×10^9/L,中性粒细胞多在80%以上,并有中毒颗粒,核左移。累及血液系统时,可有血小板计数进行性下降,导致凝血功能障碍。卡氏肺孢子虫病白细胞计数正常或稍高,约50%病例的淋巴细胞减少,嗜酸性粒细胞轻度增高。

3.X 线胸片　早期表现为肺纹理增多或某一个肺段有淡薄、均匀阴影,实变期肺内可见大片均匀致密阴影。SARS 肺部有不同程度的片状、斑片状浸润性阴影或呈网状改变,部分患者进展迅速,呈大片状阴影;常为多叶或双侧改变,阴影吸收消散较慢;肺部阴影与症状、体征可不一致。卡氏肺孢子虫病影像学表现主要涉及肺泡和肺间质改变。

4.胸部 CT　主要表现为肺多叶多段高密度病灶,在病灶内有时可见空气支气管征象,于肺段病灶周围可见斑片状及腺泡样结节病灶,病灶沿支气管分支分布。

5.血气分析　动脉血氧分压下降,PaO$_2$/FiO$_2$<300mmHg。早期产生呼吸性碱中毒,晚期出现代谢性酸中毒及高碳酸血症。

六、诊断思路

(一)重症肺炎的诊断

1.出现意识障碍。

2.呼吸频率≥30 次/分。

3.呼吸空气时,PaO_2<60mmHg、PaO_2/FiO_2<300mmHg,需行机械通气治疗。

4.动脉收缩压<90/60mmHg,并发脓毒性休克。

5.X 线胸片显示双侧或多肺叶受累,或入院 48h 内病变扩大≥50%。

6.血尿素氮>7mmol/L,少尿,尿量<20ml/h,或<80ml/4h,或并发急性肾衰竭需要透析治疗。

但晚发性发病(入院>5d、机械通气>4d)和存在高危因素者,如老年人、慢性肺部疾病或其他基础疾病、恶性肿瘤、免疫受损、昏迷、误吸、近期呼吸道感染等,即使不完全符合重症肺炎规定标准,亦视为重症。

(二)肺炎发生的状态

1.病程　根据肺炎发生的时间可有急性(病程<2 周)、迁延性(病程 2 周～3 个月)和慢性(病程>3 个月)肺炎。

2.病理　根据肺炎的病理形态分为大叶性肺炎、支气管肺炎、间质性肺炎和毛细支气管炎。

3.病原　由于微生物学的进展,同一病原可致不同类型的肺炎,部分肺炎可同时存在几种病原的混合感染,临床上主要区分为细菌、病毒、真菌、支原体等性质的肺炎。

4.来源　根据肺炎发生的地点不同可分为社区获得性和医院内获得性肺炎。

5.途径　根据肺炎发生的方式不一,应特别分析肺炎属于吸入性(如羊水、食物、异物、类脂物等)、过敏性、外源感染性、血行迁徙性(败血性)等。

6.病情　根据肺炎发生的严重程度分为普通肺炎和重症肺炎。

(三)鉴别诊断

1.肺结核　与急性干酪性肺炎及大叶性肺炎的临床表现、X 线特征颇相似,但前者患者的病程较长,对一般抗生素无效,痰中可找到结核分枝杆菌,以资鉴别。

2.非感染性呼吸系统急症　由于本章主要讨论的是感染引起的重症肺炎,因此,在鉴别诊断时,亦需与一些非感染原因引起的呼吸系统急症进行鉴别,如吸入性损伤、非感染原因引起的急性呼吸窘迫综合征(ARDS)、急性放射性肺炎等。

七、救治方法

（一）一般治疗

卧床休息，注意保暖，摄入足够的蛋白质、热量和维生素，易于消化的半流质。监测呼吸、心率、血压及尿量。高热时可予前额放置冰袋或酒精擦浴，不轻易使用阿司匹林或其他退热剂。剧烈咳嗽或伴胸痛时可予可待因 $15\sim30mg$ 口服。烦躁不安，谵妄者可服安定 5mg 或水合氯醛 $1\sim1.5mg$，不应用抑制呼吸的镇静剂。

（二）抗菌治疗

1.初始经验性抗菌治疗　对于经验性治疗重症肺炎患者应采取重锤猛击和降阶梯疗法的策略，在获得细菌学培养结果之前应早期使用广谱足量的抗生素，以抑制革兰阴性和革兰阳性的病原菌。抗生素应用原则是早期、足量、联合、静脉应用。查清病原菌后，可选用敏感抗生素。

早期经验性抗菌治疗参考因素应包括：①社区感染还是医院感染；②宿主有无基础疾病和免疫抑制；③多种药物耐药（MDR）和特殊（定）病原体发生的危险因素是否存在；④是否已接受抗菌药物治疗，用过哪些品种，药动学/药效学（PK/PD）特性如何；⑤影像学表现；⑥病情的严重程度、患者的肝肾功能以及特殊生理状态如妊娠等。

（1）SCAP 治疗：合理运用抗生素的关键是整体看待和重视初始经验性治疗和后续的针对性治疗这两个连续阶段，并适时实现转换，一方面可改善临床治疗效果，另一方面避免广谱抗生素联合治疗方案滥用而致的细菌耐药。早期的经验性治疗应有针对性地全面覆盖可能的病原体，包括非典型病原体，因为 $5\%\sim40\%$ 患者为混合性感染；2007 年美国胸科协会和美国感染性疾病协会（ATS/IDSA）建议的治疗方案：A 组无铜绿假单胞菌感染危险因素的患者，可选用：①头孢曲松或头孢噻肟联合大环内酯类；②氟喹诺酮联合氨基糖苷类；③β-内酰胺类抗生素/β-内酰胺酶抑制剂（如氨苄西林/舒巴坦、阿莫西林/克拉维酸）单用或联合大环内酯类；④厄他培南联合大环内酯类。B 组含铜绿假单胞菌的患者选用：①具有抗假单胞菌活性的 β-内酰胺类抗菌药物包括（如头孢他啶、头孢吡肟、哌拉西林/他唑巴坦、头孢哌酮/舒巴坦、亚胺培南、美罗培南等）联合大环内酯类，必要时可同时联用氨基糖苷类。②具有抗假单胞菌活性的 β-内酰胺类联合喹诺酮类。③左旋氧氟沙星或环丙沙星联合氨基糖苷类。

（2）SHAP 治疗：SHAP 早发型抗菌药物的选用与 SCAP 相同，SHAP 迟发型抗菌药物的选用以喹诺酮类或氨基糖苷类联合 β-内酰胺类。如为 MRSA 感染时联合万古霉素或利奈唑胺,如为真菌感染时应选用有效抗真菌药物,如流感嗜血杆菌感染时首选第二、三代头孢菌素、新大环内酯类、复方磺胺甲恶唑、氟喹诺酮类。

若有可靠的病原学结果,按照降阶梯简化联合方案调整抗生素,应选择高敏、窄谱、低毒、价廉药物,但决定转换时机除了特异性的病原学依据外,最重要的还是患者的临床治疗反应。如果抗菌治疗效果不佳,则应"整体更换"。抗感染失败常见的原因有细菌产生耐药、不适当的初始治疗方案、化脓性并发症或存在其他感染等。疗程长短取决于感染的病原体、严重程度、基础疾病及临床治疗反应等,一般链球菌感染者推荐10d。非典型病原体为14d,金黄色葡萄球菌、革兰阴性肠杆菌、军团菌为14~21d。SARS对抗感染治疗一般无效。

(3)抗病原微生物治疗方案有:①铜绿假单胞菌可选择抗假单胞菌活性头孢菌素(头孢吡肟、头孢他啶)或抗假单胞菌活性碳青霉烯类(亚胺培南、美罗培南)或哌拉西林/他唑巴坦,同时联合用环丙沙星或左氧氟沙星或氨基糖苷类。②超广谱β-内酰胺酶(ESBL)阳性的肺炎克雷白菌、大肠埃希菌可选择头孢他啶、头孢吡肟或哌拉西林/他唑巴坦、头孢哌酮/舒巴坦或亚胺培南、美罗培南,可同时联合用氨基糖苷类。③不动杆菌可选择头孢哌酮/舒巴坦或亚胺培南、美罗培南,耐碳青霉烯不动杆菌可考虑使用多黏菌素。④嗜麦芽窄食单胞菌可选择氟喹诺酮类抗菌药物特别是左旋氧氟沙星或替卡西林/克拉维酸或复方新诺明。⑤耐甲氧西林的金黄色葡萄球菌可选择万古霉素或利奈唑胺。⑥嗜肺军团菌可选择新喹诺酮类或新大环内酯类。⑦厌氧菌可选青霉素、甲硝唑、克林霉素,β-内酰胺类/β-内酰胺酶抑制剂。⑧新型隐球菌、酵母样菌、组织胞浆菌可选氟康唑,当上述药物无效时可选用两性霉素 B。⑨巨细胞病毒首选更昔洛韦或联合静脉用免疫球蛋白(IVIG)或巨细胞病毒高免疫球蛋白。⑩卡氏肺孢子虫首选复方磺胺甲恶唑(SMZ+TMP),其中 SMZ 100mg/(kg·d)、TMP 20mg/(kg·d),口服或静脉滴注,q6h。替代:喷他脒 2~4mg/(kg·d),肌内注射;氯苯砜 100mg/d 联合 TMP 20mg/(kg·d),口服,q6h。早期恶化(48~72h)或改善后有恶化,应加强针对耐药菌或少见病原菌治疗。

重症肺炎抗菌治疗疗程通常为 7~10d,但对于多肺叶肺炎或肺组织坏死、空洞形成者,有营养不良及慢性阻塞性肺病等基础疾病和免疫性疾病或免疫功能障碍者、铜绿假单胞菌属感染者,疗程可能需要 14~21d,以减少复发可能。

2.抗真菌治疗　根据患者临床情况选择经验性治疗、抢先治疗或针对性治疗的策略。目前应用的抗真菌药物有多烯类、唑类、棘白菌素类等。多烯类如两性霉素 B 虽然广谱、抗菌作用强,但毒性很大,重症患者难于耐受,近年研制的两性霉素 B 脂质体毒性明显减轻,且抗菌作用与前者相当。唑类如氟康唑、伊曲康唑及伏立康唑等,氟康唑常应用于白念珠菌感染,但对非白念珠菌及真菌疗效较差或无效;伏立康唑对念珠菌及真菌均有强大的抗菌作用,且可透过血—脑屏障。棘白菌素类如卡泊芬净,是通过干扰细胞壁的合成而起抗菌作用,具有广谱、强效的抗菌作用,与唑类无交叉耐药,但对隐球菌无效。对于病情严重、疗效差的真菌感染患者,可考虑联合用药,但需注意药物间的拮抗效应。抗真菌治疗的疗程应取决于临床治疗效果,根据病灶吸收情况而定,不可过早停药,以免复发。

3.抗病毒治疗　抗病毒药物分为抗 RNA 病毒药物、抗 DNA 病毒药物、广谱抗病毒药物。

(1)抗 RNA 病毒药物:①M2 离子通道阻滞剂:这一类药物包括金刚烷胺和金刚乙胺,可通过阻止病毒脱壳及其核酸释放,抑制病毒复制和增殖。M2 蛋白为甲型流感病毒所特有,因而此类药物只对甲型流感病毒有抑制作用,用于甲型流感病毒的早期治疗和流行高峰期预防用药。但该类药物目前耐药率很高。②神经氨酸酶抑制剂:主要包括奥司他韦、扎那米韦和帕拉米韦。各型流感病毒均存在神经氨酸酶,此类药物可通过黏附于新形成病毒微粒的神经氨酸酶表面的糖蛋白,阻止宿主细胞释放新的病毒,并促进已释放的病毒相互凝聚、死亡。③阿比多尔:阿比多尔是一种广谱抗病毒药物,对无包膜及有包膜的病毒均有作用,其抗病毒机制主要是增加流感病毒构象转换的稳定性,从而抑制病毒外壳 HA 与宿主细胞膜的融合作用,并能穿入细胞核直接抑制病毒 RNA 和 DNA 的合成,阻断病毒的复制,另外还可能具有调节免疫和诱导干扰素的作用,增加抗病毒效果。④帕利珠单抗:帕利珠单抗是一种 RSV 的特异性单克隆抗体,可用于预防呼吸道合胞病毒感染。

(2)抗 DNA 病毒药物:①阿昔洛韦:又称无环鸟苷,属核苷类抗病毒药物,为嘌呤核苷衍生物,在体内可转化为三磷酸化合物,干扰病毒 DNA 聚合酶从而抑制病毒复制,故为抗 DNA 病毒药物。②更昔洛韦:又称丙氧鸟苷,为阿昔洛韦衍生物,其作用机制及抗病毒谱与阿昔洛韦相似。③西多福韦:是一种新型开环核苷类抗病毒药物,与阿昔洛韦不同的是,该药只需非特异性病毒激酶两次磷酸化催化,即可转化为活性形式,故对部分无法将核苷转化成单磷酸核苷(核酸)的 DNA 病毒有效。西多福韦具有强抗疱疹病毒活性,对巨细胞病毒感染疗效尤为突出,可用于免疫功能低下患者巨细胞病毒感染的预防和治疗。

广谱抗菌药:①利巴韦林:广谱抗病毒药物,其磷酸化产物为病毒合成酶的竞争性抑制剂,可抑制肌苷单磷酸脱氢酶、流感病毒 RNA 聚合酶和 mRNA 鸟苷转移酶,阻断病毒 RNA 和蛋白质合成,进而抑制病毒复制和传播。②膦甲酸钠:为广谱抗病毒药物,主要通过抑制病毒 DNA 和 RNA 聚合酶发挥其生物效应。

（三）抗休克治疗

感染性休克属于血容量分布异常的休克,存在明显的有效血容量不足,治疗上首先应进行充分的液体疗法,尽早达到复苏终点:中心静脉压 $8\sim12cmH_2O$、平均动脉压(MAP)$\geqslant65mmHg$,尿量 $\geqslant0.5ml/(kg \cdot h)$,混合血氧饱和度($SvO_2$)$\geqslant70\%$。在补充血容量后若血压仍未能纠正,应使用血管活性药物。根据病情可选择去甲肾上腺素等;若存在心脏收缩功能减退者,可联合应用多巴酚丁胺,同时应加强液体管理,避免发生或加重肺水肿,影响氧合功能及抗感染治疗效果。

（四）肾上腺糖皮质激素

肾上腺糖皮质激素具有稳定溶酶体膜,减轻炎症和毒性反应,抑制炎症介质的产生,对保护各个脏器功能有一定作用。常用甲泼尼龙,主张大剂量、短程(不超过3天)治疗,必须在有效控制感染前提下应用,在感染性休克中,糖皮质激素的应用越早越好,在组织细胞严重损害之前应用效果尤佳。一般建议应用氢化可的松 $200\sim300mg/d$,分 $2\sim3$ 次,疗程共 $5\sim7d$。

（五）呼吸支持

见急性肺损伤与急性呼吸窘迫综合征。

（六）加强营养支持

重症肺炎患者早期分解代谢亢进,目前建议补充生理需要量为主,过多的热量补充反而对预后不利,且加重心脏负荷。病情发展稳定后则需根据患者体重、代谢情况而充分补充热量及蛋白,一般补充热量 $126\sim147kJ/kg$,蛋白质 $1\sim1.5g/kg$。改善营养状态,有利于病情恢复及呼吸肌力增强、撤离呼吸机。

（七）维持或纠正重要器官功能

随着病情进展,重症肺炎可引起多器官功能损害,常见有肾、消化道、肝、内分泌、血液等器官或系统的功能损害,故在临床上应密切监测机体各器官功能状况。一旦出现器官功能受损,根据程度的不同而采用相应的治疗措施。

八、最新进展

（一）肺真菌病

多数学者认为肺真菌病以肺曲霉病最多见,而肺念珠菌病尤其是念珠菌肺炎和肺脓肿少见,其依据是国内外尸检结果极少发现真正意义的念珠菌肺炎。但纵观国内外文献,大多数的病原菌统计来自血液恶性肿瘤和造血干细胞移植的患者,由于这些患者存在粒细胞缺乏,曲霉感染率高是毋庸置疑的。但普通内科、呼吸科和 ICU 的患者,由于通常不存在粒细胞缺乏,其肺真菌病的种类一直缺乏可靠的流行病学资料。近年来在我国肺念珠菌病并不少见,仅次于肺曲霉病,由刘又宁教授牵头进行的我国第一项大规模的多中心研究结果显示,依据目前国内外公认的侵袭性真菌感染的确诊和临床诊断标准,在非血液恶性疾病患者中最终确定的位于前 7 位的肺真菌病依次为肺曲霉病 180 例(37.9%),肺念珠菌病 162 例(34.2%),肺隐球菌病 74 例(15.6%),肺孢子菌病 23 例(4.8%),肺毛霉病 10 例(2.1%),肺马内菲青霉病 4 例,组织胞浆菌病 2 例,与肺曲霉病的比例非常接近。此外,肺隐球菌病的报道不断增多,尤其在南方。此次回顾性调查结果显示肺隐球菌病占第 3 位,达 15.6%,这与肺穿刺活检广泛开展有关。隐球菌病最常见病原为新型隐球菌,与其他肺真菌病比较,肺隐球菌病社区发病多,且大多不合并有基础疾病和其他免疫功能低下等因素,发病年龄相对较轻,预后较好。侵袭性真菌感染的危险因素一般认为与血液恶性肿瘤和造血干细胞移植导致的粒细胞缺乏关系最为密切,这类患者发生感染时也最易想到真菌感染,但最近美国 1000 多家医疗机构对 11881 例侵袭性真菌感染患者的统计结果显示,最易发生侵袭性真菌感染的基础疾病患病群体中,COPD 占第 1 位(22.2%),其次是糖尿病(21.7%),第 3 位才是恶性血液病(9.6%),这提示临床医生尤其是内科及 ICU 医生应警惕 COPD 和糖尿病患者并发侵袭性肺真菌病,特别是肺曲霉病的风险。SMZ-TMP 一直是治疗卡氏肺孢子虫病的有效药物之一,但不良反应常见,且对磺胺类过敏的患者不能应用。二氢叶酸还原酶是甲氧苄啶和乙胺嘧啶的作用靶位,越来越多的卡氏肺孢子虫病患者该基因发生突变,临床医生应当密切监测患者对标准肺孢子菌治疗的反应,同时应不断研究新的药物治疗靶点。肺孢子菌细胞壁的主要成分是(1,3)-β-D-葡聚糖,卡泊芬净是(1,3)-β-D-葡聚糖合成酶抑制剂,因与 SMZ-TMP 作用机制不同,两者合用具有协同作用,所以,HIV 感染的患者发生卡氏肺孢子虫病时,可在 SMZ-TMP 标准治疗的基础上加用卡泊芬净,尤其是脏器功能不全且不能耐受 SMZ-TMP、克林霉素等抗肺孢子菌药物的患者,更适合选择安全性高的(1,3)-β-D-葡聚糖合成酶抑制剂。对于免疫健全宿主,建议给予口服氟康唑治疗,推荐起始予氟康唑 400mg/d,临床稳定后减量至 200mg/d,也可选择伊曲康唑 400mg/d,总疗程 6 个月,并随诊 1 年。对免疫缺陷宿主而言,多伴有脑膜炎、播散性病灶或症状较严重者,推荐使用两性霉素 B[0.7~1.0mg/(kg·d)]＋氟胞嘧啶[100mg/(kg·d)],总疗程在 10 周左右。应用氟胞嘧啶治疗的患者,有条件者应根据血药浓度调整剂量。对于 AIDS 且 $CD4^+$ T 细胞计数<200/μl、隐球菌感染已有播散病灶或累及中枢神经系统的患者,建议氟康唑 200mg/d 维持治疗并可无限期延长,

直至 CD4$^+$T 细胞计数＞200/μl，HIV RNA 持续 3 个月检测不到，患者病情稳定达 1～2 年。变应性支气管肺曲霉菌病（ABPA）是一种非侵袭性的过敏性疾病，治疗的目标是预防和治疗该病的急性加重，并预防肺纤维化的发生，系统性使用糖皮质激素是根本的治疗方法，推荐泼尼松（或其他等剂量糖皮质激素），起始剂量为0.5mg/（kg・d），症状改善后逐渐减量。轻度急性发作可应用吸入糖皮质激素和支气管扩张药，白三烯受体调节剂作为辅助用药可能发挥一定的作用。

（二）呼吸道病毒感染

可引起呼吸道感染的病毒有 100～200 种，有 RNA 病毒和 DNA 病毒两种类型，其中最常见的致病病毒包括流感病毒、副流感病毒、呼吸道合胞病毒、腺病毒、鼻病毒及冠状病毒等。博卡病毒、麻疹病毒、水痘—疱疹病毒和巨细胞病毒等感染相对少见。但近年来，不断出现一些不同种类以感染呼吸道为主的新型高致病性病毒，如严重急性呼吸综合征冠状病毒、甲型 H5N1 人禽流感病毒、2009 年新甲型H1N1 流感病毒和 2013 年甲型 H7N9 人禽流感病毒等，加之社会人口老龄化、器官移植、免疫抑制剂在免疫相关疾病中的应用、人类获得性免疫缺陷综合征发病率增加和患者数的累积等因素，使新发或再发呼吸道病毒感染的发病率不断增加，而且有些病毒感染所致的病死率极高。

（三）甲氧西林耐药的金黄色葡萄球菌

甲氧西林耐药的金黄色葡萄球菌（MRSA）是引起医院相关性和社区相关性感染的重要致病菌之一，自 1961 年首次发现以来，其临床分离率不断增加，2010 年我国 10 个省市 14 所不同地区医院临床分离菌耐药性监测（CHINET）结果显示，临床分离出的 4452 株金黄色葡萄球菌（以下简称金葡菌）中 MRSA 比例高达51.7％，占革兰阳性球菌的第一位。MRSA 已是医院相关性感染最重要的革兰阳性球菌，国外已报道金葡菌（VRSA）对万古霉素耐药。而更令人震惊的是近年来世界各地不断报道危及生命的社区获得性 MRSA 感染，防治形势极为严峻。MRSA 肺炎（无论是 HA-MRSA，还是 CA-MRSA 肺炎），推荐应用万古霉素、利奈唑胺或克林霉素治疗，疗程 7～21d。伴脓胸者，应及时引流。MRSA 非复杂性血流感染患者至少给予 2 周万古霉素或达托霉素静脉滴注，而对于复杂性血流感染者，依据感染的严重程度建议疗程 4～6 周。到目前为止全球共报道 9 株耐药金黄色葡萄球菌（VRSA），大量耐药在监测数据显示万古霉素对 MRSA 仍保持很好的抗菌活性。

(四)鲍曼不动杆菌感染

鲍曼不动杆菌已成为我国院内感染的主要致病菌之一。根据 2010 年中国 CHINET 细菌耐药性监测网数据显示,我国 10 省市 14 家教学医院鲍曼不动杆菌占临床分离革兰阴性菌的 16.11%,仅次于大肠埃希菌与肺炎克雷白菌。首先明确了鲍曼不动杆菌的相关概念,如多重耐药鲍曼不动杆菌(MDRAB)是指对下列 5 类抗菌药物中至少 3 类抗菌药物耐药的菌株,包括:抗假单胞菌头孢菌素、抗假单胞菌碳青霉烯类抗生素、含有 β-内酰胺酶抑制剂的复合制剂(包括哌拉西林/他唑巴坦、头孢哌酮/舒巴坦、氨苄西林/舒巴坦)、氟喹诺酮类抗菌药物、氨基糖苷类抗生素。广泛耐药鲍曼不动杆菌(XDRAB)是指仅对 1～2 种潜在有抗不动杆菌活性的药物(主要指替加环素和/或多黏菌素)敏感的菌株。全耐药鲍曼不动杆菌(PDRAB)则指对目前所能获得的潜在有抗不动杆菌活性的抗菌药物(包括多黏菌素、替加环素)均耐药的菌株。在治疗方面给予了指导性建议:非多重耐药鲍曼不动杆菌感染,可根据药敏结果选用 β-内酰胺类抗生素等抗菌药物;MDRAB 感染,根据药敏选用头孢哌酮/舒巴坦、氨苄西林/舒巴坦或碳青霉烯类抗生素,可联合应用氨基糖苷类抗生素或氟喹诺酮类抗菌药物等;XDRAB 感染,常采用两药联合方案,甚至 3 药联合方案。两药联合方案包括:①以舒巴坦或含舒巴坦的复合制剂为基础的联合以下一种:米诺环素(或多西环素)、多黏菌素 E、氨基糖苷类抗生素、碳青霉烯类抗生素等;②以多黏菌素 E 为基础的联合以下一种:含舒巴坦的复合制剂(或舒巴坦)、碳青霉烯类抗生素;③以替加环素为基础的联合以下一种:含舒巴坦的复合制剂(或舒巴坦)、碳青霉烯类抗生素、多黏菌素 E、喹诺酮类抗菌药物、氨基糖苷类抗生素。3 药联合方案有:含舒巴坦的复合制剂(或舒巴坦)+多西环素+碳青霉烯类抗生素、亚胺培南+利福平+多黏菌素或妥布霉素等。上述方案中,国内目前较多采用以头孢哌酮/舒巴坦为基础的联合方案如头孢哌酮/舒巴坦+多西环素(静脉滴注)/米诺环素(口服);另外含碳青霉烯类抗生素的联合方案主要用于同时合并多重耐药肠杆菌科细菌感染的患者。④PDRAB 感染:常需通过联合药敏试验筛选有效的抗菌药物联合治疗方案。

(五)肺炎支原体

肺炎支原体(MP)因无细胞壁而对 β-内酰胺类、万古霉素等作用于细胞壁生物合成的药物完全不敏感,但肺炎支原体含有 DNA 和 RNA 两种核酸,所以可选择干扰和抑制微生物蛋白质合成的大环内酯类抗生素(红霉素、螺旋霉素、交沙霉素、罗红霉素、阿奇霉素和克拉霉素等);还可选择作用于核糖体 30s,阻止肽链延伸和细菌蛋白质合成、抑制 DNA 复制的四环素类抗生素(如多西环素、米诺环素等)和抑制 DNA 旋转酶并造成染色体不可逆损害以阻断 DNA 复制的喹诺酮类抗菌药物(如诺氟沙星、环丙沙星、左氧氟沙星、吉米沙星和莫西沙星等)。北京朝阳医院报道:67 例流动人员成人肺炎支原体肺炎,大环内酯类耐药高达 69%。冯学威等的调查显示,与喹诺酮类相比,大环内酯类抗生素对支原体肺炎的治疗整体疗效不佳,表现为治疗疗程延长、发热及呼吸道症状改善缓慢、影像吸收延迟,与同类抗生素疗效的比较显示,阿奇霉素和红霉素疗效相仿,左氧氟沙星和莫西沙星之间的疗效比较,差异无统计学意义。但 Goto 最近报道,克拉霉素治疗成人肺炎支原体肺炎有效率达 96.8%。

第二节　呼吸衰竭

呼吸衰竭是由各种原因引起的肺通气或换气功能严重障碍,不能进行正常的气体交换,导致严重的低氧血症,伴(或不伴)二氧化碳潴留,从而引起一系列生理功能和代谢紊乱的综合征。临床上以海平面大气压下静息呼吸室内空气时,当动脉血氧分压(PaO_2)<60mmHg,或伴有二氧化碳分压($PaCO_2$)>50mmHg 作为诊断呼吸衰竭的依据。若 PaO_2<60mmHg,$PaCO_2$ 正常或低于正常时为 I 型呼吸衰竭;若 PaO_2<60mmHg 且 $PaCO_2$>50mmHg 时为 II 型呼吸衰竭。

一、病因与发病机制

(一)病因

1.通气功能障碍

(1)阻塞性通气功能障碍:慢性支气管炎、阻塞性肺气肿、支气管哮喘等。

(2)限制性通气功能障碍:①胸廓膨胀受限:如脊椎胸廓畸形、肋骨骨折。②肺膨胀不全:如胸腔积液、气胸。③横膈运动受限:如腹部外科术后、大量腹水。④神经肌肉疾病:如多发性神经炎、重症肌无力。⑤呼吸中枢抑制:如吗啡、巴比妥盐类药物。⑥其他:如脑出血、脑外伤。

2.换气功能障碍　肺水肿、肺间质纤维化、肺栓塞、急性呼吸窘迫综合征(ARDS)等。

(二)发病机制

1.通气功能障碍　指单位时间内新鲜空气到达肺泡的气量减少,临床上常造成 II 型呼吸衰竭。

(1)阻塞性通气功能障碍:多发生于慢性肺部疾病,由于气道炎症致使分泌物增加、黏膜水肿、充血、痉挛、增厚等因素,导致气道阻力增加,肺泡通气不足,引起缺氧和 CO_2 潴留。

（2）限制性通气功能障碍：由于胸廓或膈肌机械运动力下降、神经传导障碍、呼吸肌无力等原因导致胸廓或肺的顺应性降低,肺容量减少,肺泡通气不足而引起缺氧和 CO_2 潴留。

2.通气血流（V/Q）比例失调　正常人在安静状态下 V/Q 为 0.8。如果 V/Q 低于 0.8,由于血流量超过通气量,部分血流就不能充分获得 O_2 和排出 CO_2 而进入动脉,此种情况多见于通气功能障碍性疾病。如果 V/Q 比例大于 0.8,由于通气量超过血流量,进入肺泡的部分气体就无机会与血流进行充分换气,造成无效通气,多见于换气功能障碍性疾病,如肺水肿、肺栓塞等。

3.肺内分流增加　当炎症渗出液或水肿液充满肺泡腔或因肺不张肺泡完全萎陷时,吸入气不能进入病变区肺泡内,血液虽然仍在灌注,却不能进行气体交换,静脉血直接进入左心,就像存在右至左的分流。当肺内分流占心排出量成分过大时,即引起低氧血症。临床上最典型的代表是 ARDS。这种情况下,一般的吸氧方法并不能因吸入氧浓度增高而得到改善。

4.弥散功能障碍　进行氧和二氧化碳气体交换的功能单位是肺泡—毛细血管膜,当该膜发生障碍如增厚、弥散面积缩小、弥散系数降低等,即可引起弥散功能障碍。此时主要引起 I 型呼吸衰竭。

二、临床表现

1.呼吸异常表现　如呼气性或吸气性呼吸困难、潮式呼吸、点头样呼吸、间歇呼吸等。

2.缺氧的临床表现

（1）中枢神经系统：中枢神经对缺氧十分敏感,轻度缺氧即引起注意力不集中、头痛、兴奋等症状。重度缺氧出现烦躁不安、谵妄、惊厥,甚至引起脑水肿、呼吸节律改变和昏迷。

（2）心血管系统：开始时出现代偿性心率增快,心搏量增加,血压增高。当缺氧严重时,则出现心率减慢,血压降低,心律失常,同时还可引起肺小动脉收缩,肺动脉高压,导致肺心病的出现。

（3）呼吸系统：缺氧可通过刺激颈动脉窦和主动脉体的化学感受器,反射性地增加通气量,但其对呼吸的影响远较 CO_2 为小。

（4）其他：缺氧可损害肝细胞,使转氨酶增高。轻度缺氧使肾血流量、肾小球滤过率增加,但当 PaO_2 下降至 40mmHg 时,肾血流量开始减少,肾功能受到抑制,出现蛋白尿、血尿和氮质血症。慢性缺氧通过肾小球旁细胞产生促红细胞生成素因子,刺激骨髓,引起继发性红细胞增多。

　　3.二氧化碳潴留的临床表现

　　(1)中枢神经系统:CO_2 潴留使血管扩张,脑血流量增加,早期起到代偿作用,如果病情持续或加重时,出现脑水肿,颅内压增高。由于 pH 下降,引起细胞内酸中毒,初期抑制大脑皮层,表现为嗜睡,随后皮层下刺激增强,间接引起皮层兴奋,表现为躁动不安、兴奋、肌肉抽搐、失眠等。晚期则皮层和皮层下均受到抑制而出现"二氧化碳麻醉",患者表现为肺性脑病的症状。

　　(2)心血管系统:早期使血管运动中枢和交感神经兴奋,回心血量增加,使心率增快,血压升高,脉搏有力,也可引起肺小动脉收缩,导致肺心病。

　　(3)呼吸系统:CO_2 潴留可兴奋呼吸中枢,使呼吸加深加快。但随着 CO_2 浓度的增加,呼吸中枢反而受到抑制。

　　4.酸碱平衡失调与电解质紊乱　在Ⅱ型呼吸衰竭中呼吸性酸中毒最为常见,主要是因为肺泡通气不足,导致 CO_2 在体内潴留引起。病情较重者可合并代谢性酸中毒,多由于无氧代谢引起乳酸增加和无机盐积聚所致。另外,由于利尿剂的使用、大量葡萄糖的输入、皮质激素的应用等,可导致低钾、低氯血症,以及肾功能障碍等,都可引起代谢性碱中毒。少数患者可因机械过度通气导致呼吸性碱中毒,甚至还可出现三重酸碱失衡。酸碱失调时,又与电解质紊乱密切相关,如酸中毒时,细胞外 H^+、Na^+ 进入细胞内,而 K^+ 自细胞内移到细胞外,产生高钾血症;碱中毒时则相反。其他尚有低氯血症,低钠、低钙和低镁血症等。

　　5.肺性脑病　发生的原因主要是呼吸性酸中毒使脑细胞内 H^+ 浓度增加,pH下降导致脑组织酸中毒所致。低氧血症对于肺性脑病的发生居次要地位。临床表现为头痛、淡漠不语、多汗、嗜睡,随着 $PaCO_2$ 增加而出现兴奋、躁动不安、抽搐及无意识动作和行为、幻听等精神症状,最后昏迷、死亡。

　　6.其他表现　其他尚可出现肺心病、心力衰竭、胃肠道出血、肾功能不全、DIC 等。

三、诊断

　　临床上根据血气分析的结果,以 $PaO_2 < 60mmHg$ 和(或)伴有 $PaCO_2 > 50mmHg$ 作为诊断呼吸衰竭的标准。若仅 $PaO_2 < 60mmHg$,$PaCO_2$ 正常或低于正常时,即为Ⅰ型呼吸衰竭,若 $PaO_2 < 60mmHg$,$PaCO_2 > 50mmHg$ 时,即为Ⅱ型呼吸衰竭。

四、救治措施

呼吸衰竭的急救原则是迅速改善通气,积极控制感染,纠正缺氧和二氧化碳潴留,为基础疾病的治疗争取时间和创造条件。

1.保持呼吸道通畅

(1)清除呼吸道异物:清除堵塞于呼吸道的分泌物、血液、误吸的呕吐物或其他异物,解除梗阻,改善通气。对痰液黏稠者,可用祛痰药,如溴己新、祛痰合剂、氯化铵、氨溴索等,无效者注意增加水分,多饮水和静脉补液(不少于 1000～1500ml/d),并用药物雾化吸入或超声蒸气雾化吸入。常用吸入药物:①庆大霉素 4 万单位＋地塞米松 5mg＋氨茶碱 0.25g＋生理盐水 20ml;②α-糜蛋白酶 5～10mg＋生理盐水 20ml;③青霉素 G40 万单位＋链霉素 0.5g＋氨茶碱 0.25g＋α-糜蛋白酶 5mg＋生理盐水 20ml。对咳痰无力者,可采用翻身、拍背、体位引流等措施帮助排痰。病情严重者,可用纤维支气管镜进入气管、支气管进行冲洗、抽吸。

(2)解除支气管痉挛:①避免诱发因素,引起支气管痉挛的因素很多,除疾病本身外,吸痰操作不当,吸入高浓度干燥氧过久、吸入气过冷、气管内给药浓度过高或药量过多等均可加重气管痉挛。②氨茶碱是最常用的药物,剂量 0.25～0.5g,加入 5％葡萄糖液 250ml 缓慢静滴,一般每日不超过 1.0g,也可用 0.25g 溶入 25％葡萄糖液 40ml 内缓慢静脉注射。该药直接舒张支气管平滑肌,而且还有兴奋延髓呼吸中枢、提高膈肌收缩力、降低肺动脉阻力及利尿、强心的作用。但剂量过大会引起恶心、呕吐等症状,严重时有心悸、兴奋、心律失常等。老年人、心肾功能减退者应减量,或改用不良反应较少的二羟丙茶碱,用量为 0.25～0.5g 加入 5％葡萄糖液 250ml 静滴。③β_2-受体兴奋药,常用的有沙丁胺醇、特布他林、沙美特罗(强力安喘通)、丙卡特罗(美喘清)等,气雾剂有沙丁胺醇(喘乐宁、舒喘宁)、特布他林(喘康速)等。④肾上腺皮质激素多用于重症支气管痉挛者,地塞米松 10～20mg/d 或氢化可的松 200～400mg/d,一般 3～5d 后减量。

(3)机械通气:当上述方法仍不能改善通气时,应立即建立人工气道。病情变化急剧,危及生命,意识障碍者,应立即行气管插管;其他如肺性脑病或其早期,经氧疗、呼吸兴奋药等积极治疗后,PaO_2 继续下降,$PaCO_2$ 继续升高,自主呼吸微弱、痰液不易排出等情况下也应建立人工气道。应急时可行气管插管,但不宜久置。估计病情不能短期恢复者,应行气管切开,长时间的切开时,要加强消毒隔离等护理手段和抗感染治疗,注意继发感染的发生。长期吸入过分干燥的气体将损伤呼吸道上皮细胞,使痰液不易排出,细菌容易侵入而发生感染。因此,保证患者有足够液体摄入,保持气道的湿化是相当重要的,气道滴入的量以250ml/d左右为宜。目前已有多种提供气道湿化作用的湿化器或雾化器装置,可以直接使用或与呼吸机连接应用。湿化是否充分的标志就是观察痰液是否容易咳出或吸出。

2.氧气疗法　氧疗的指征:低氧血症(PaO_2<80mmHg),即是氧疗的指征。一般根据PaO_2的不同,将低氧血症分为3种类型,轻度PaO_2为60～80mmHg,40～60mmHg为中度,<40mmHg为重度低氧血症。吸氧浓度亦分为低浓度(≤35%)、中浓度(35%～50%)、高浓度(>50%)。轻度低氧血症一般不需要氧疗。

(1)Ⅰ型呼吸衰竭患者,多为急性病,以缺氧为主,因不伴有CO_2潴留,氧浓度可以提高到50%,流量4～5L/min,将PaO_2提高到70～80mmHg。待病情稳定后,逐渐减低氧浓度。吸氧浓度可按下列公式推算:实际吸氧浓度(%)=21+4×O_2流量(L/min)。

(2)Ⅱ型呼吸衰竭患者既有缺氧,又有CO_2潴留,宜用低流量(1～2L/min)、低浓度(24%～28%)持续吸氧。力争在短期内将PaO_2提高到60mmHg或以上,将$PaCO_2$降至55mmHg以下。若在氧疗过程中PaO_2仍低于60mmHg,$PaCO_2$>70mmHg,应考虑机械通气。

(3)吸氧途径:常规有鼻塞法、鼻导管法、面罩法等。对危重患者常规吸氧无效时,应考虑气管插管或气管切开进行机械通气治疗。吸入氧温度应保持在37℃,湿度80%左右。

(4)氧疗有效的指征:发绀减轻或基本消失,呼吸改善、平稳,神志好转,心率减慢,瞳孔恢复正常,出汗减少等。实验室检查:无$PaCO_2$增高时,PaO_2>60mmHg,有$PaCO_2$增高时,PaO_2应达到50～60mmHg。

3.呼吸兴奋药的使用　呼吸衰竭经常规治疗无效,PaO_2过低,$PaCO_2$过高,或出现肺性脑病表现或呼吸节律、频率异常时,均可考虑使用。常用药物如下。

(1)尼可刹米(可拉明):直接兴奋呼吸中枢,使呼吸加深加快,改善通气。0.375～0.75g静脉缓慢推注,随即以3.0～3.75g溶于5%葡萄糖液500ml内静脉滴注。总量<5.0g/d。一般3d为一疗程,无效即停用。不良反应有恶心、呕吐、颜面潮红、肌肉抽动等。

(2)洛贝林(山梗菜碱):3～9mg静脉推注,2～4h一次,或9～15mg加入液体静滴,可与可拉明交替使用。

(3)二甲弗林(回苏林):8～16mg加入液体静滴,起效快,维持时间长。

(4)多沙普仑(吗乙苯吡酮):除具有兴奋呼吸中枢作用外,还可通过颈动脉体化学感受器反射性地兴奋呼吸中枢。该药特点是呼吸兴奋作用强,安全范围大,对改善低氧血症和高碳酸血症优于其他呼吸兴奋药。剂量:100mg加入液体500ml中以1.5~3mg/min静滴。

4.纠正酸碱失衡与电解质紊乱

(1)呼吸性酸中毒:治疗原则是改善通气,增加肺泡通气量,促使二氧化碳排出。当pH<7.30时应用氨丁三醇(THAM)进行纠正,它与二氧化碳结合后形成HCO_3^-,使$PaCO_2$下降,提高pH。用法:3.64% THAM溶液200ml加5%葡萄糖300ml静脉滴注,每日1~2次。快速大量滴注可致低血糖、低血压、恶心、呕吐、低血钙和呼吸抑制。值得注意的是,如果呼吸性酸中毒患者的HCO_3^-增高或正常时,不要急于使$PaCO_2$下降过快,否则当$PaCO_2$突然降至正常时,而HCO_3^-不能及时降低,导致呼吸性酸中毒过度代偿,出现碱中毒。

(2)代谢性酸中毒:如果合并有呼吸性酸中毒,$PaCO_2$增高,缺氧纠正后即可恢复,可不给碱性药,尤其不宜使用碳酸氢钠,因碳酸氢钠分解后形成更多的二氧化碳,使$PaCO_2$更加增高。但如果HCO_3^-明显降低,pH减低严重者可少量补碱,选用THAM为宜。单纯HCO_3^-减低,$PaCO_2$正常时,当pH<7.20时可予补碱。

(3)代谢性碱中毒:多由于利尿剂、皮质激素等药物的使用,导致低钾、低氯性碱中毒,所以要积极补充氯化钾、谷氨酸钾、氯化铵等,严重者可补酸性药物如盐酸精氨酸。

(4)电解质紊乱:常见有低钾血症、低氯血症、低钠血症等,其原因与摄入不足或排出过多有关,尤其是与利尿剂的使用不当有关,治疗措施是找出原因,补充相应电解质。

5.控制感染　呼吸道感染是引起呼吸衰竭或诱发慢性呼吸衰竭急性加重的主要原因,迅速有效地控制感染是抢救呼吸衰竭的重要措施。应在保持呼吸道引流通畅的情况下,根据细菌及药物敏感试验的结果选择有效的抗生素。而且应该注意:①如果没有痰培养的条件,应联合使用抗生素;②以大剂量、静脉滴注为主;③不可停药过早,以免复发;④一般在急性发作缓解后仍巩固治疗3~5d,如用药2~3d无效时可更换或加用抗生素;⑤对广谱抗生素使用时间长、剂量大,又同时使用糖皮质激素的患者,要注意有继发真菌感染的可能。

6.其他疗法

(1)营养支持:由于呼吸衰竭患者的呼吸做功增加,且多伴有发热,导致能量消耗增加,加上感染不易控制,呼吸肌容易疲劳,因此,应给患者补充营养,以满足机体的需要。常用鼻饲高蛋白、高脂肪和低碳水化合物饮食以及多种维生素。必要时补充血浆、人血白蛋白、脂肪乳、氨基酸等。

（2）脱水疗法：缺氧和二氧化碳潴留均可导致脑水肿，肺性脑病患者更是如此，故应进行脱水疗法。但过多的脱水又可引起血液黏度增加，痰不易咳出，所以脱水以轻或中度为宜。

（3）糖皮质激素：激素具有减轻脑水肿、抗支气管痉挛、稳定细胞溶酶体膜和促进利尿等作用，常用于严重支气管痉挛、肺性脑病、休克和顽固性右心衰竭患者的治疗。用量为泼尼松 10mg 口服，3 次/天，或氢化可的松 100～300mg/d、地塞米松 10～20mg/d 静脉滴注，减量时注意逐步递减。

（4）防治并发症：对于出现心律失常、心力衰竭、休克、消化道出血、DIC 等并发症，要予以相应的治疗和防治措施。

第三节　自发性气胸

胸膜腔为脏层胸膜与壁层胸膜之间的密闭腔隙，正常情况下胸膜腔呈现负压。如果胸膜破裂，外界气体进入胸膜腔而致胸膜腔积气则称气胸。气胸使胸腔内压力增加，甚至变为正压，引起肺萎陷，静脉回流心脏发生障碍，造成不同程度的肺、心功能障碍。临床可见创伤性气胸和自发性气胸两大类。因肺或胸膜疾病使肺泡和脏层胸膜破裂，气体进入胸膜腔，称自发性气胸。一些临床上找不到明显病因的所谓"特发性气胸"，也归入自发性气胸。本节重点介绍自发性气胸。

一、病因

1.慢性支气管、肺部疾病　在慢性支气管、肺部疾病的基础上引起的肺气肿、肺大疱破裂所致。又称"继发性气胸"。

2.先天性胸膜下肺泡发育异常　这类气胸常见于年轻瘦长体型的男性，常规检查未能发现有基础疾病，多数经手术证实为脏层胸膜下的肺大疱破裂所致。肺大疱的形成可能和非特异性炎症、大气污染、遗传等有关。又称"特发性气胸"。

3.诱发因素　寒流和降温，呼吸道感染，咳嗽、喷嚏、大笑或屏气用力等使胸膜腔内压增加。

二、临床类型

根据肺胸膜裂口及胸膜内压力情况分为三类。

1.闭合性气胸　裂口小，气体进入胸腔后裂口自行闭合，胸腔压力呈轻度正压或负压($-1\sim2cmH_2O$),随着气体被吸收或排出,胸膜腔内压逐渐减低,以后亦不再增加。

2.开放性气胸　裂口由于瘢痕牵拉或炎症浸润不能闭合,或形成支气管胸膜瘘,气体可自由通过裂口进入胸腔,胸腔内压接近大气压,在"0"上下波动,抽气后不能保持负压,又回到原来的压力。

3.张力性气胸　裂口呈活瓣样,吸气时活瓣开放气体进入胸腔,呼气时由于活瓣关闭,空气不能排出,胸腔内呈高正压。抽气后压力可下降但很快又升高。

三、临床表现

1.症状　气胸的临床症状取决于气胸的类型、气胸发展速度、肺压缩程度和原有肺疾病情况。

(1)胸痛:90%患者可有患侧胸痛,深吸气或咳嗽加重。

(2)咳嗽:因胸膜反射性刺激引起,多为干咳。

(3)呼吸困难:常与胸痛同时发生。肺萎缩<20%,原来肺功能良好者,可无明显呼吸困难;反之,原有肺功能不全或肺气肿、肺纤维化者,即使肺萎陷10%以下,呼吸困难也很明显;张力性气胸时可呈进行性严重呼吸困难,不能平卧,有窒息感,甚至呼吸衰竭。

(4)休克:见于严重的张力性气胸者,由于高张力使肺被完全压缩,并推挤纵隔和压迫血管,引起回心血量减少,心每搏量减少,患者除有呼吸困难外,可见血压下降、发绀、大汗淋漓、四肢厥冷、脉搏细数,若不及时抢救可很快死亡。

2.体征　少量气胸可无明显体征,或患侧呼吸音减低;积气量多时,可见患侧胸廓饱满,肋间隙增宽,呼吸运动减弱;触诊气管纵隔推向健侧,语音震颤减弱;叩诊呈鼓音,心脏向健侧移位;呼吸音减弱或消失。并发纵隔气肿时,可见颈部、前胸部皮下气肿,摸之有握雪感。

四、辅助检查

1.胸部 X 线　气胸部位透光度增强无肺纹理,可见到肺压缩的"发线"边缘。大量气胸时压缩肺在肺门处形成团块状阴影,肋间隙增宽,横膈下降,心影纵隔可向健侧移位。有液气胸时,可见到液平面。有纵隔气肿,可见纵隔旁有条状的透光度增强带。

2.血气分析　有助于判断呼吸衰竭的类型及程度,提供治疗。

五、诊断依据

临床上突然出现胸痛及呼吸困难,体检有气胸体征,结合胸部 X 线检查可以确诊。

六、鉴别诊断

1.突发的胸痛、呼吸困难,对中、老年人要和心肌梗死鉴别,在急诊室不妨常规做心电图检查可以鉴别。

2.慢性阻塞性肺气肿合并少量气胸者,因肺气肿体征可掩盖少量气胸体征,对这类患者,在抗炎、平喘、吸氧等治疗后,呼吸困难不能改善,且进行性加重,要考虑合并气胸可能,胸部 X 线可资鉴别。

3.胸部 X 线上,气胸要和肺大疱鉴别,不要盲目穿刺肺大疱,以免穿破后形成气胸。

4.患有胸膜炎患者,在抽胸腔积液或行胸膜活检术后突然出现胸痛、呼吸困难,要疑有气胸发生,病情允许,立即行胸部 X 线检查;若为张力性气胸,行 X 线检查有困难或危险,可根据气胸的明显体征,及时进行床边抽气。

七、急诊处理

自发性气胸的治疗原则是:排除胸腔积气,尽早使肺复张,治疗原发病,阻止气胸复发。

1.一般疗法　对闭合性气胸,胸腔内积气不变,肺压缩在 20% 以下,无明显症状者,可以不抽气,经卧床休息、氧疗、抗炎、镇咳等,气体可自行吸收。每日可吸收 1% 的气体。

2.排气疗法　胸腔积气量大,气急症状明显,尤其是张力性气胸者,应紧急排气。

(1)简易排气法:基层医院若没有抽气箱,可采用简易方法急救。用 50ml 或 100ml 注射器,在患侧锁骨中线第 2 肋或腋前线第 4～5 肋间穿刺排气,直至呼吸困难得以缓解。也可取一粗注射针,在其尾部连接橡胶皮指套,指套末端剪开一小口,将注射针于上述部位插入胸腔排气,高压气体从小口排出,胸腔内压减至负压,指套夹立即塌陷,小口关闭,使胸腔与外界不相通,达到排气目的。

经上述处理,气急症状不能缓解,立即转送有条件的医院,途中给予氧疗,必要时采取简易排气法,缓解症状。

（2）抽气箱排气：若有抽气箱，应行抽气箱排气，可测定胸腔内压力、鉴别气胸的类型。若为闭合性气胸，一周内抽气 2 次，每次抽气不超过 1000ml，直至痊愈。

（3）胸腔闭式引流：开放性或张力性气胸经反复抽气，呼吸困难不能缓解，应行胸腔闭式引流持续排气。同时监测患者生命体征，吸氧，加强支持疗法，纠正酸碱失衡电解质紊乱。合并有纵隔气肿或皮下气肿，应在皮下气肿明显部位，插入粗注射针头紧急排气。必要时可于锁骨上窝或两侧锁骨上做皮肤切口，排出积气。

3.原发病治疗　根据病因不同予以抗感染、抗结核、平喘等治疗。

4.手术或胸膜粘连术　经上述处理肺持久不能复张的气胸或短期内反复发生的气胸及巨型肺大疱者可考虑手术治疗。如不适宜手术者，可采用胸膜粘连术，即向胸腔内注入灭菌四环素、高渗糖，造成无菌性胸膜炎，使胸膜腔闭锁，不再发生气胸。

八、预后

单纯闭合性气胸，预后较好。若为开放性气胸，因与支气管相通，病程较久时易发生肺部感染而形成脓气胸，给治疗带来困难，也是形成慢性脓气胸的因素之一。张力性气胸，可以并发呼吸、循环衰竭，若不及时抢救，可危及生命。

第五章　心血管系统急症

第一节　高血压急症

一、基本概念

高血压急症是指高血压患者在疾病发展过程中或在某些诱因作用下,短期内(数小时或数天)血压显著地或急骤地升高[收缩压＞200mmHg,舒张压(DBP)＞130mmHg],常同时伴有心、脑、肾及视网膜等靶器官功能损害的一种严重危及生命的临床综合征,若 DBP＞140～150mmHg 和(或)SBP＞200mmHg,无论有无症状亦视为高血压急症。

在发达国家和比较发达国家,原发性高血压是成年人最常见的多发病之一。我国曾进行了 3 次普查,1959 年的患病率不到 5％,1979～1980 年全国 29 个省市对 15 岁以上的人群进行普查,升为 7.7％,1990～1991 年第 3 次普查,估计全国至少有 6000 万高血压患者,其中高血压急症的发病率占 5％左右,目前估计全国至少有 1.6 亿高血压患者。我国高血压患者高血压急症并发的心、脑血管病又是使人致残、致死或猝死的常见原因,因此对高血压急症的诊治理应引起医务人员的重视。

高血压急症根据临床表现可分为三类:①高血压危象:是在高血压的基础上,因某些诱因使周围细小动脉发生暂时性强烈痉挛,引起血压进一步急骤升高而出现的一系列血管加压危象的表现,并在短时间内发生不可逆的重要器官损害,可发生于各期缓进型高血压,亦可见于急进型恶性高血压。②高血压脑病:是指在高血压病程中发生急性脑部循环障碍,引起脑水肿和颅内压增高而产生的一系列临床表现,可出现于任何类型的高血压,但多见于近期内血压升高者,如急性肾小球肾炎、妊娠高血压综合征,也可发生于急进型或严重缓进型高血压伴明显脑动脉硬化的患者。③急进型恶性高血压:是由各种原因引起血压持续显著地升高(DBP 常＞130mmHg),病情迅速发展,出现严重的视网膜病变(K-W 眼底分级Ⅲ级以上)

和肾功能障碍,如不及时恰当治疗,易导致尿毒症、急性左心衰,甚至死亡,预后不良。眼底改变为视网膜出血、渗出为急进型高血压,若出现视盘水肿即为恶性高血压。本病为一种特殊类型的高血压,其典型的病理变化为小动脉纤维坏死和(或)增殖硬化,以肾脏的改变最为明显。各型高血压均可发展为急进型恶性高血压,其中以肾脏疾病引起者最多。

从治疗的观点出发,将高血压急症分为两类:①需在 1h 内将血压降至适当水平的高血压急症:包括高血压脑病、高血压并急性左心衰,不稳定型心绞痛和急性心肌梗死、高血压合并肾功能不全、先兆子痫、嗜铬细胞瘤危象,这类患者常伴有急性靶器官损害。②需在 24h 内将血压降至适当水平的高血压急症:包括急进型恶性高血压、妊娠高血压、围术期高血压等。

高血压急症的病因复杂,临床表现多样,预后亦随病因、病情轻重不同而有所不同。多数患者病情较温和,进展较慢,虽症状明显但发作持续时间较短,对降压药物较敏感,预后较好。但少数患者病情严重,进展较快,预后差。

急进型恶性高血压如不及时有效的治疗预后极差,一年生存率为 10% ～20%,多数在半年内死亡,死因为尿毒症、心力衰竭、急性脑血管病、心肌梗死、主动脉夹层分离等。该病的预后与血压水平、靶器官损害程度有密切关系。

二、常见病因

1.高血压危象　在原发性高血压和某些继发性高血压患者中,某些诱发因素易引起高血压危象,其发生的病因有多种,常见的有:①缓进型或急进型高血压,其中一期和二期患者均可发生;②多种肾性高血压包括肾动脉狭窄、急性和慢性肾小球肾炎、慢性肾盂肾炎、肾脏结缔组织病变所致高血压;③内分泌性高血压,其中有嗜铬细胞瘤、肾素分泌瘤等;④妊娠高血压综合征和卟啉病(紫质病);⑤急性主动脉夹层血肿和脑出血;⑥头颅外伤等。在上述高血压疾病基础上,如有下列因素存在,高血压患者易发生高血压危象。研究已证实的诱发因素是:①寒冷刺激、精神创伤、外界不良刺激、情绪波动和过度疲劳等;②应用单胺氧化酶抑制剂治疗高血压或同时食用干酪、扁豆、腌鱼、啤酒和红葡萄酒等,一些富含酪氨酸的食物;③应用拟交感神经药物后发生节后交感神经末梢的儿茶酚胺释放;④高血压患者突然停服可乐定等某些降压药物;⑤经期和绝经期的内分泌功能紊乱。

2.高血压脑病　常见病因包括:①原发性高血压:原发性高血压的发病率占 1% 左右,高血压病史较长,有明显脑血管硬化者更易发生高血压脑病。既往血压正常而突然出现高血压的疾病亦易发高血压脑病,如急进性高血压和急性肾小球肾炎。②继发性高血压：如妊娠高血压综合征、肾小球肾炎性高血压、肾动脉狭窄、嗜铬细胞瘤等血压中等程度增高，也有发生高血压脑病的可能。③某些药物或食物诱发高血压脑病：少见情况下，高血压患者应用单胺氧化酶抑制剂的同时，又服用萝芙木类、甲基多巴或节后交感神经抑制剂，也会引起与高血压脑病相似的症状；进食富含胺类的食物也可诱发高血压脑病。④颈动脉内膜剥离术后：高度颈动脉狭窄患者行颈动脉内膜剥离术后，脑灌注突然增加，亦可引起高血压脑病。

3.急进型恶性高血压　常见病因：①1％～5％的原发性高血压可发展为急进性(恶性)高血压。②继发性高血压易发展成该型的疾病有：肾动脉狭窄、急性肾小球肾炎、嗜铬细胞瘤、库欣综合征、妊娠毒血症等。诱因：在极度疲劳、寒冷刺激、神经过度紧张和更年期内分泌失调等诱因促使下易发生急进型恶性高血压。

三、发病机制

1.高血压危象的发病机制　多数学者认为由于高血压患者在诱发因素的作用下，血液循环中的肾素、血管紧张素Ⅱ、去甲肾上腺素和精氨酸加压素等收缩血管的物质突然急剧升高，引起肾出、入球小动脉收缩。这种情况持续存在，导致压力性多尿，继而发生循环血容量减少，血容量减少又反射性引起血管紧张素Ⅱ、去甲肾上腺素和精氨酸加压素生成增加，使循环血中血管活性物质和血管毒性物质达到危险水平。小动脉收缩和舒张交替出现，呈"腊肠"样改变，小动脉内皮细胞受损、血小板聚集，导致血栓素等有害物质释放形成血栓。组织缺血、缺氧，并伴有微血管病性溶血性贫血及血管内凝血，血小板和纤维蛋白迁移，内膜细胞增生，动脉狭窄，血压进一步升高，形成恶性循环。此外，交感神经兴奋性亢进和血管加压性活性物质过量分泌，不仅引起肾小动脉收缩，而且也会引起全身周围小动脉痉挛，导致外周血管阻力骤然增高，则使血压进一步升高，从而发生高血压危象。

2.高血压脑病的发病机制　其发病机制尚未完全阐明，有两种学说：①过度调节或小动脉痉挛学说：正常情况下，在一定的血压范围，脑血管随血压变化而舒缩，血压升高时脑部血管收缩，血压下降时血管扩张，以保持相对稳定的脑血流量，此即脑血流的自动调节机制。当血压急剧升高，脑膜及脑细小动脉强烈收缩，导致脑缺血和毛细血管通透性增加，引起脑水肿、颅内压增高。②自动调节破裂学说：当血压明显上升时，自动调节机制破坏，原先收缩的脑血管因不能承受过高的压力而突然扩张，产生所谓强迫扩张现象，结果脑血流量增加，脑灌注过度，血浆渗入血管周围组织而导致脑水肿和颅内高压，产生一系列临床症状。

3.急进型恶性高血压的发病机制　本病发病机制还不明确，其发生可能与下列因素有关：①血压升高的水平、速度及同时存在的靶器官损害；②肾素—血管紧张素系统功能亢进；③免疫功能的异常；④吸烟；⑤激肽系统的异常。

四、临床特征

（一）一般症状与体征

可出现头痛、头晕、烦躁不安、精神萎靡、意识障碍、视力障碍、胸痛、气短、呼吸困难、心悸、水肿、少尿、无尿及血尿等症状。体征表现为血压明显增高，心率增快，心律失常，心脏杂音，奔马律，双肺湿性啰音，腹部血管杂音。神经系统体征，如肢体肌力、语言表达、定向力改变等。

（二）三种高血压急症的临床表现

1. 高血压危象

（1）发病突然，历时短暂，但易复发。

（2）SBP 升高程度比 DBP 显著，可达 200mmHg。

（3）自主神经功能失调的征象：如烦躁不安、口干、多汗、心悸、手足震颤、尿频及面色苍白等。

（4）靶器官急性损害的表现：①冠状动脉痉挛时可出现心绞痛、心律失常或心力衰竭。②脑部小动脉痉挛时出现短暂性脑局部缺血征象。表现为一过性感觉障碍，如感觉过敏、半身发麻、瘫痪失语，严重时可出现短暂的精神障碍，但一般无明显的意识障碍。③肾小动脉强烈痉挛时可出现急性肾功能不全。④其他：当供应前庭和耳蜗内小动脉痉挛时，可产生类似内耳眩晕的症状；视网膜小动脉痉挛时，可出现视力障碍；肠系膜动脉痉挛时，可出现阵发性腹部绞痛。

2. 高血压脑病

（1）多发生于原有脑动脉硬化的患者，以 DBP 升高为主，常＞120mmHg.甚至达 140～180mmHg。

（2）脑水肿、颅内压增高和局限性脑实质性损害的征象。首发表现为弥漫性剧烈头痛、呕吐，一般在 12～48h 内逐渐加重，继而出现烦躁不安、嗜睡、视物模糊、黑蒙，心动过缓。如发生局限性脑实质损害，可出现定位体征，如失语、偏瘫、痉挛和病理反射等。

（3）脑积液检查显示压力明显升高，约 10％并发心、肾功能危象。经积极降压治疗，临床症状体征消失后一般不遗留任何脑部损害后遗症。

3. 急进性恶性高血压

（1）多见于肾血管性高血压及大量吸烟患者，且年轻男性居多。

（2）SBP、DBP 均持续升高，少有波动，DBP 常持续≥130mmHg。

（3）症状多而明显，进行性加重，并发症多而严重。常于 1～2 年内发生心、脑、肾损害和视网膜病变，出现脑卒中、心力衰竭、尿毒症和视力障碍。

五、辅助检查

1.尿常规　可有蛋白尿、血尿。

2.尿 VMA　可呈阳性。

3.血液　游离肾上腺素和/或去甲肾上腺素增高。血糖升高，血清肌酐、尿素氮升高，电解质紊乱。

4.心电图　可有心肌缺血，心律失常、左室高电压的表现。

5.眼底检查　视盘水肿、渗出和出血。

6.脑脊液　偶见少量红、白细胞，蛋白含量稍增加。高血压脑病时脑脊液检查压力明显增高。

7.脑电图　可出现局限性异常或双侧同步锐慢波，有时表现为节律性差。

8.X 线胸片　可有肺水肿或心脏增大的表现。

9.超声心动图　室间隔和左室后壁对称性肥厚，主动脉内径增宽等。

六、诊断思路

（一）高血压急症的诊断

1.收缩压大于 200mmHg 和/或舒张压大于 140～150mmHg 时，无论有无症状均应诊断为高血压急症。

2.短期内（数小时或数天）血压显著地或急骤地升高（SBP＞200mmHg，DBP＞130mmHg），伴有心、脑、肾、视网膜和大动脉等重要器官发生急性功能严重障碍，甚至衰竭。

3.多数患者有原发性或继发性高血压病史，少数患者可因首发高血压急症而发病。需注意高血压患者血压升高的速度比血压水平更重要，如短期内平均压升高大于 30％有重要临床意义。

（二）高血压急症的靶器官损害

1.心血管系统　出现急性心力衰竭或急性心肌缺血的症状和体征，如发绀、呼吸困难、肺部啰音、缺血性胸痛（心绞痛/急性心肌梗死）、心率加快、心脏扩大等。

2.中枢神经系统　出现头痛、头晕或眩晕、耳鸣、平衡失调、眼球震颤、视力障碍、抽搐、意识模糊、嗜睡或昏迷等。伴有自主神经功能失调症状：如异常兴奋、发热、出汗、口干、皮肤潮红（或面色苍白）、恶心、呕吐、腹痛、尿频、手足震颤等，并发急性脑血管病者可有神经系统定位体征。

3.肾脏 肾脏受损会出现少尿、无尿、蛋白尿、管型、血肌酐和尿素氮升高。

4.眼底 出现三度以上眼底改变（渗出、出血、视盘水肿）。

七、救治方法

1.一般治疗 吸氧、卧床休息、心理护理、环境安静、监测生命体征，维持水、电解质平衡，防治并发症等。

2.迅速降低血压 选择适宜有效的降压药物，放置静脉输液管，静脉滴注给药，同时应经常不断测量血压或无创血压监测。静脉滴注给药的优点是便于调整给药的剂量。如果情况允许以及早开始口服降压药治疗。

3.控制性降压 高血压急症时短时间内血压急剧下降，有可能使重要器官的血流灌注明显减少，应采取逐步控制性降压，即开始的 24h 内将血压降低20％～25％，48h 内血压不低于 160/100mmHg。如果降压后发现有重要器官的缺血表现，血压降低幅度更小些。在随后的 1～2 周内，再将血压逐步降到正常水平。

4.合理选择降压药 高血压急症处理，要求降压药起效迅速，短时间内达到最大作用；作用持续时间短，停药后作用消失较快；不良反应较小。另外，最好在降压过程中不明显影响心率、心排出量和脑血流量。硝普钠、硝酸甘油、尼卡地平和地尔硫䓬注射液相对比较理想。在大多数情况下，硝普钠往往是首选的药物。

5.避免使用的药物 应注意有些降压药不适宜用于高血压急症，甚至有害。利血平肌肉注射的降压作用起始较慢，如果短时间内反复注射会导致难以预测的蓄积效应，发生严重低血压，引起明显嗜睡反应，干扰对神志状态的判断。因此，不主张用利血平治疗高血压急症。治疗开始时也不宜使用强力的利尿降压药，除非有心力衰竭或明显的体液容量负荷过度，因为多数高血压急症时交感神经系统和RAAS过度激活，外周血管阻力明显升高，患者体内循环血容量减少，强力利尿是危险的。

6.高血压急症常用降压药物及应用

（1）血管扩张剂：①硝普钠是目前最有效的降压药物之一，也最常用于治疗高血压急症。特点：起效快（即刻），持续时间短（2～3min），便于调节。用法：硝普钠 25～50mg 加入 5％葡萄糖 250～500ml，以每 100μg/ml 滴入，剂量由小到大0.25～10μg/(kg·min)逐渐增加滴速，最大滴速时间不超过 10 滴/分钟，血压控制后用小剂量维持。血压一般控制在(150～160)/(90～100)mmHg 为宜。注意药物使用时应避光,避免光照下易分解而增加毒性。硝普钠可用于各种高血压急症,在通常剂量下不良反应轻微,有恶心、呕吐、肌肉颤动。滴注部位如药物外渗可引起局部组织和皮肤反应。硝普钠在体内红细胞中代谢为氰化物,长期或大剂量使用可能发生硫氰酸中毒,尤其是肾功能损害者。②硝酸甘油:扩张静脉和选择性扩张冠状动脉与大动脉。用法:开始时以 $5\sim10\mu g/min$ 速率静滴,然后每分钟增加滴注速率至 $20\sim50\mu g/min$。降压起效迅速,停止后数分钟降压作用消失。硝酸甘油主要用于急性左心衰或急性冠脉综合征时高血压急症。不良反应有心动过速、面部潮红、头痛、呕吐等。

(2)肾上腺素能受体阻滞剂:①乌拉地尔,为选择性 α_1-受体阻滞剂,是近年来临床上应用较多的一种新型强力降压药,通过阻滞血管突触后 α_1-受体和兴奋中枢 5-HTIA 受体而起降压作用。能抑制延髓心血管中枢的交感反馈调节,从而可防止反射性心动过速,对阻力血管和容量血管均有扩张作用,故可用于伴肾功能不全者,也可用于伴脑卒中者。用法:一般 25mg 加入 20ml 生理盐水中缓慢静脉注射,5min 无效者可重复一次,也可继之以 $75\sim125mg$ 加入 $250\sim500ml$ 液体内静滴。②酚妥拉明,为非选择性 α-受体阻滞剂,最适用于血液循环中儿茶酚胺升高引起的高血压危象,如嗜铬细胞瘤。用法:$5\sim10mg$ 加入 20ml 葡萄糖液中静脉注射,待血压下降后改用 $10\sim20mg$ 加入 250ml 葡萄糖液中静滴,以维持降压效果。酚妥拉明可引起心动过速,增加心肌耗氧量,故伴冠心病者慎用。③拉贝洛尔,同时阻滞 α-和 β-肾上腺素受体,其 β-受体阻滞作用无选择性,静脉注射时其自身 α-和 β-阻滞作用强度为 $1:6$。适用于高血压伴心绞痛和心肌梗死者,对慢性肾功能不全者无不良影响,亦适用于主动脉夹层分离者。因血压降低之同时不减少脑血流量,所以亦可用于脑卒中。用法:一般以 $25\sim50mg$ 加入 $20\sim40ml$ 葡萄糖液中缓慢静脉注射,15min 后无效者可重复一次,也可以 2mg/min 速度静滴。伴哮喘、心动过缓、房室传导阻滞者禁用。

(3)钙拮抗剂:①硝苯地平:二氢吡啶类钙通道拮抗剂。用法:4mg 加入 200ml 葡萄糖中静滴,初始 10min,滴速为每分钟 30 滴,一般在 5min 内出现显著降压效应,如血压不降则可加至每分钟 60 滴。②尼卡地平:二氢吡啶类钙通道拮抗剂,作用迅速,持续时间较短,降压的同时改善脑血流量。用法:开始从 $0.5\mu g/(kg\cdot min)$ 静脉滴注,逐步增加剂量到 $6\mu g/(kg\cdot min)$,主要用于高血压危象或急性脑血管病时高血压急症。不良反应有心动过速、面部潮红等。③地尔硫草:非二氢吡啶类钙通道拮抗剂。降压的同时具有改善冠状动脉血流量和控制快速性室上性心律失常作用。用法:配制成 50mg/500ml 浓度,以 $5\sim15mg/h$ 速率静滴,根据血压变化调整速率。主要用于高血压危象或急性冠脉综合征。不良反应有面部潮红、头痛等。④维拉帕米：非二氢吡啶类钙通道拮抗剂，用法：5～10mg加入20ml葡萄糖液中缓慢静脉注射，最大降压效果出现在注射后2～5min，维持30～60min，也可根据血压情况以3～25mg/h的速度静滴1～2h。窦性心动过缓、病窦综合征、房室传导阻滞及合并心力衰竭者禁用。

7.几种常见高血压急症的治疗

(1)主动脉夹层分离：大约有80%的主动脉夹层分离患者伴有高血压。高血压是促使主动脉夹层分离形成的因素之一，也是导致夹层血肿扩展的原因之一。控制血压、降低心肌收缩力、解除疼痛是治疗主动脉夹层分离的关键。治疗的目标是：将收缩压控制在100～120mmHg，心率控制在60～75次/分，这样才能有效终止主动脉夹层继续分离，缓解疼痛。可选用拉贝洛尔，或血管扩张剂硝普钠与β-受体阻滞剂普萘洛尔合用，既能降低血压、控制心率，又能降低心肌收缩力，减慢左室收缩速度使夹层不再扩展，缓解疼痛。

(2)嗜铬细胞瘤：此为儿茶酚胺诱发的高血压危象，典型发作有4"P"症状：头痛、心悸、苍白、出汗，其特点是交感神经张力突然增高。应首选α-受体阻滞剂酚妥拉明，次选柳氨苄心安或硝普钠加β-受体阻滞剂。若同时有心动过速或室性早搏需用α-受体阻滞剂，为防止α介导的周围血管收缩作用不受对抗，在给予β-受体阻滞剂之前，均应给予α-受体阻滞剂。

(3)妊娠高血压：血压>170/110mmHg时应及时予以治疗，以防止母亲发生中风或子痫。①首选硫酸镁解除小动脉痉挛，一般采用25%硫酸镁10ml加入50%葡萄糖20ml缓慢静推，继以25%硫酸镁40ml加入10%葡萄糖1000ml静滴(1g/h)，每日1次，将血压降至140/90mmHg。②如无效，可加用冬眠疗法。③硝普钠或硝酸甘油静滴亦可选用。应避免血压下降过快，幅度过大，影响胎儿血供。④钙拮抗剂可抑制子宫平滑肌收缩，影响产程进展，不宜用于妊娠晚期。⑤妊娠高血压急症常伴血容量不足，故慎用利尿剂。⑥ACEI和所有AgⅡ受体拮抗剂应避免使用。

八、最新进展

(一)高血压与自身免疫

近年来发现，高血压病患者中存在着针对心血管调节受体的自身抗体，尤其是抗G蛋白偶联受体的自身抗体，可能在高血压病尤其是恶性高血压、难治性高血压中起着较重要的作用。在难治性高血压病患者中，自身抗体阳性组的蛋白尿和肾功能损害发生率明显高于抗体阴性组,提示高血压病的进展与自身免疫反应有关。有研究表明,高血压患者的血清中有高滴度的抗核抗体(ANA)、抗平滑肌抗体等自身抗体。ANA是机体免疫细胞产生的针对自身细胞核成分的抗体,这些抗体在高血压病患者中的出现也提示存在自身免疫现象。也有研究发现,部分高血压患者体内有 β_1-受体和 M_2-受体自身抗体,可能参与了肾损害的病程,可能是引起高血压肾损害的重要因素之一。这进一步提示自身免疫反应在高血压的发展以及并发症中也具有重要意义。过高的血压可以引起外周血管阻力的急剧升高,进而引起血管和肾脏组织更大地损害,导致具有免疫原性的受体成分释放和血管抗原暴露,在部分易感人群中可以诱导自身免疫应答,产生抗血管受体自身抗体。这些自身抗体可能参与了高血压病特别是难治性高血压的病理过程,促进了靶器官损害的发生。

　　高血压一直认为是肾脏功能、血管功能以及变化的中枢神经系统信号相互作用的结果,然而大脑中的氧化应激、血管功能以及肾脏病变促进高血压的机制并没有完全被弄清:这些系统是如何参与 T 细胞活化以及氧化事件是如何促进 T 细胞激活的。David 等发现,大脑的室周器(CVO)存在氧化应激,尤其是穹窿部可能参与了这个过程,因为这些区域缺乏良好的血脑屏障,因此受循环中信号物质的影响,比如说血管紧张素-Ⅱ。Lob 等通过对心率和血压多变性的研究表明,室周器胞外过氧化物歧化酶编码基因(SOD3)的切除显著地增强了交感神经的活性,认为交感神经的激活能够促进 T 细胞活化。Ishizaka 等研究还表明,高血压可能与体内新型抗原有关,认为这些新型抗原可能是氧化调节物质,如蛋白质、脂肪、类核酸或是核酸、细胞膜组成成分暴露后的反应性产物等,它们通过诱导细胞凋亡和细胞质内抗原的释放起作用,这些抗原一般是免疫特有的,或是通过其他未知的机制起作用。小分子的热休克蛋白被认为与动脉粥样硬化中新型抗原有关,在高血压动物肾脏中也是增加的,这很可能与血压小幅度的升高和机械的牵拉伤害血管外周组织有关。在缺乏 T 和 B 细胞的大鼠中,血管紧张素能够升高收缩压达135mmHg,该结果与缺乏 p47-phox 抗体的大鼠用抗氧化物治疗是相似的,因此,氧化信号系统和炎性物质缺乏时,甚至是高剂量的血管紧张素-Ⅱ或是其他一些刺激物仅能将血压增加到高血压的亚临床水平。David 等认为,高血压性刺激物通过中枢神经系统和外周器官引起中介物质的增加,导致新型抗原物质的形成,促进了 T 细胞的活化,进而又导致靶器官如肾脏和外周血管炎性物质形成,最终导致血压的升高,致使没有治疗的亚临床高血压进展为最终的严重性高血压,甚至出现高血压急症,这可能解释了临床上可观察到的普通的亚临床高血压发展到显性高血压的进程。

（二）新型超短效钙拮抗剂——丁酸氯维地平

氯维地平是第三代二氢吡啶类钙拮抗剂,目前在急诊室针对难治性高血压有重要地位,通过阻断 L 型通道选择性地抑制细胞外 Ca^{2+} 内流,从而起到舒张小动脉平滑肌、降低外周血管阻力的作用,同时可以增加每搏出量和心输出量。由于其大约 1min 的超短半衰期,氯维地平静脉应用起效迅速,停药后失效迅速,便于短时间内滴定式调整剂量,减少过量导致低血压的风险,降压治疗可控性更高。氯维地平的代谢和清除所需的血浆酯酶广泛存在,不依赖基础肝、肾功能。在心肌缺血的动物实验中,氯维地平被证实可以减轻缺血/再灌注损伤,改善肾脏功能和内脏血流量。氯维地平治疗重症高血压有效性研究评价了氯维地平的安全性和有效性。该研究共入组 126 例高血压危象患者,其中 81% 已有靶器官损害,在应用氯维地平 30min 后,89% 的患者降到了目标血压,达目标血压平均用时 10.9min,平均用量为 5.7mg/h。

第二节　急性冠状动脉供血不足

冠心病的急性发作期,由于冠状动脉粥样硬化斑块的状态发生了突变,如斑块破裂、血栓形成等,可导致冠状动脉血流阻塞程度急剧加重,根据阻塞的部位、程度和持续时间的不同,临床上可表现为不稳定型心绞痛、急性心肌梗死或猝死,统称为急性冠状动脉综合征(ACS)。

按照心电图上是否有持续性 ST 段上移,将急性冠状动脉综合征分为两类。一类是有 ST 段抬高的急性心肌梗死(AMI);另一类是无 ST 段抬高,可伴有或不伴有心肌细胞坏死,部分为不稳定型心绞痛(UAP),部分为非 ST 段抬高型心肌梗死(NSTE-MI)。

一、不稳定型心绞痛和非 ST 段抬高型心肌梗死

（一）临床表现

1.症状　不稳定型心绞痛胸部不适的性质与典型的稳定型心绞痛相似,通常程度更重,持续时间更长,可达 30min,胸痛可在休息时发生。下列线索可帮助诊断不稳定型心绞痛:诱发心绞痛的体力活动阈值突然或持久地降低;心绞痛发生频率、严重程度和持续时间增加;出现静息心绞痛或夜间心绞痛;胸痛放射至附近的或新的部位;发作时伴有新的相关症状,如出汗、恶心、呕吐、心悸或呼吸困难;常规

休息或舌下硝酸甘油含服的方法只能暂时或不能完全缓解症状。但症状不典型者也不少见,尤其在老年女性、糖尿病患者。

2.体征　体检可发现一过性的第三心音或第四心音,及由于二尖瓣反流引起的一过性收缩期杂音,这些非特异性体征也可出现在稳定型心绞痛和心肌梗死患者。

(二)辅助检查

1.心电图　心电图不仅可以帮助诊断,而且根据其异常的严重程度和范围可以提供预后信息。症状发作时的心电图尤其有意义,与从前的心电图作比较,可提高心电图异常的诊断准确率。大多数患者胸痛发作时有一过性 ST 段变化(降低或抬高),少数患者可无此表现。ST 段偏移($\geqslant$0.1mV 降低或抬高)的动态改变是严重冠状动脉疾病的表现,T 波的倒置也提示心肌缺血;通常这些心电图变化随着心绞痛的缓解而完全或部分消失,如果心电图变化持续 12h 以上,则提示非 ST 段抬高型心肌梗死。

2.连续心电监护　连续的心电监护可发现无症状或心绞痛发作时的 ST 段变化,连续 24h 心电监测发现,85%～90% 的心肌缺血可不伴有心绞痛症状。

3.冠状动脉造影　冠状动脉造影能提供详尽的血管结构方面的信息,可了解冠状动脉的病变和严重程度,有无血栓形成或溃疡斑块,帮助评价预后和指导治疗。在所有的不稳定型心绞痛患者中,3 支血管病变占 40%,2 支血管病变占 20%,左冠状动脉主干病变约占 20%,单支血管病变约占 10%,没有明显血管狭窄者占 10%。冠状动脉造影显示的病变常是偏心性狭窄或表面毛糙或充盈缺损。

4.冠脉内超声　冠状动脉内超声显像可直接分辨病变性质,并可测定冠状动脉横截面积。

5.心脏标志物检查　心脏肌钙蛋白(cTn)T 及 I 较传统的 CK 和 CK-MB 更敏感、更可靠,cTnT 及 cTnI 阳性表明心肌损害,如超过正常值的 3 倍,可考虑 NSTEMI 的诊断。另外,cTnI 阴性也可以排除由于骨骼肌损伤所致的 CK-MB 升高。

(三)诊断依据

根据胸痛的临床特点和胸痛发作时的心电图改变及冠状动脉造影,即可确定诊断。

危险分层应根据患者的年龄、心血管危险因素、心绞痛严重程度和发作时间、心电图、心肌损害标志物和有无心功能改变等因素作出评估。不稳定型心绞痛高危患者的临床特点包括:持续>20min 的静息心绞痛、血流动力学受影响、心电图上广泛的 ST 段改变或 cTnI 阳性。中危或低危患者血流动力学状况稳定、心绞痛时间较短,且无缺血性 ST 段改变以及 cTnI 阴性。

(四)治疗

1.治疗原则

(1)不稳定型心绞痛和非 ST 段抬高型心肌梗死是严重的、具有潜在危险性的疾病,治疗目的是即刻缓解缺血症状和避免严重不良后果(即死亡、心肌梗死和再发心肌梗死)。

(2)可疑患者第 1 步关键性处理就是在急诊室中作出恰当的检查评估,按轻重缓急送适当的部门治疗,并立即开始抗心肌缺血治疗;心电图和心肌损害标志物正常的低危患者在急诊室经过一段时间治疗观察后可进行运动试验,若运动试验结果阴性,可以考虑出院继续药物治疗,反之应入院治疗。

(3)立即卧床休息,消除情绪紧张和顾虑,保持环境安静,可以应用小剂量的镇静药和抗焦虑药;给予吸氧,维持血氧饱和度(SaO_2)>90%;积极诊治可能引起心肌耗氧量增加的疾病,如感染、甲状腺功能亢进症、贫血、心力衰竭、肺部感染和心律失常等;应连续监测心电图,多次测定血清心肌酶 CKMB 和(或)肌钙蛋白 T 及 I。

2.药物治疗

(1)抗缺血药物:主要目的是减少心肌耗氧量或扩张冠状动脉,缓解心绞痛的发作。

①硝酸酯制剂:在心绞痛发作时,可含服硝酸甘油 1~2 片,3~5min 内可重复,如无效可静脉内应用硝酸甘油或硝酸异山梨酯。静脉应用硝酸甘油以 5~10μg/min 的剂量开始,每 5~10min 增加 10μg/min,直至症状缓解或出现明显不良反应(头痛或低血压),200μg/min 一般为最大推荐剂量。

②β-受体阻滞药:应当尽早用于所有无禁忌证的不稳定型心绞痛患者,一般首选具有心脏选择性的药物如阿替洛尔、美托洛尔和比索洛尔。艾司洛尔是一种快速作用的 β-受体阻滞药,可以静脉应用,甚至可用于左心功能减退的患者。β-受体拮抗药的剂量应个体化,可调整到安静时心率每分钟 50~60 次。

③钙通道阻滞药:能有效地减轻心绞痛症状,为变异型心绞痛的首选药物;钙通道阻滞药与 β-受体拮抗药联合应用或两者与硝酸酯联合应用,可有效地减轻胸痛,减少近期死亡的危险,减少急性心肌梗死和急症冠状动脉手术的需要。对心功能不全的患者,应用 β-受体拮抗药以后加用钙通道阻滞药应特别谨慎。

（2）抗血小板药物

①阿司匹林：通过不可逆抑制血小板内环氧化酶Ⅰ，阻断 TXA_2 的合成，减少了血小板通过此旁路而发生的聚集。用量为每次 75～300mg，每天 1 次，除非有禁忌证，所有 UAP/NSTEMI 患者应尽早使用阿司匹林并长期维持。

②二磷腺苷（ADP）受体拮抗药：包括噻氯匹定和氯吡格雷，与阿司匹林作用机制不同，联合应用可以提高抗血小板疗效。噻氯匹定 250mg，每天 2 次；氯吡格雷 75mg，每天 1 次，不良反应小，作用快，并在支架置入术后的患者中广泛使用，首剂可用 300～600mg 的负荷量。

③血小板糖蛋白Ⅱb/Ⅲa 受体拮抗药：激活的血小板糖蛋白Ⅱb/Ⅲa 受体与纤维蛋白原结合，导致血小板血栓的形成，这是血小板聚集的最后和唯一途径。阿昔单抗是直接抑制糖蛋白Ⅱb/Ⅲa 受体的单克隆抗体，能有效地与血小板表面的糖蛋白Ⅱb/Ⅲa 受体结合，从而抑制血小板的聚集。

（3）抗凝血药物：常规应用于中危和高危的 UAP/NSTEMI 患者中。

①普通肝素：推荐剂量是静脉 80U/kg 后，以 15～18U/(kg·h) 的速度静脉滴注维持，需监测激活部分凝血酶时间（APTT），一般使 APTT 控制在 45～70s，为对照组的 1.5～2 倍，肝素使用过程中需监测血小板。

②低分子肝素：低分子肝素（LMWH）具有强烈的抗Ⅹa 因子及Ⅱa 因子活性的作用，并且可以根据体重调节剂量；皮下应用，不需实验室监测，与普通肝素相比较，有疗效更肯定、使用方便的优点。

（4）调血脂药物：他汀类药物在急性期应用可促进内皮细胞释放氧化亚氮（NO），有类硝酸酯作用，并有抗炎症和稳定斑块作用。使 LDL-C<100mg/dl。

（5）血管紧张素转化酶抑制药：对合并心功能不全的不稳定型心绞痛和非 ST 段抬高型心肌梗死患者，长期应用血管紧张素转化酶抑制药（ACEI）能降低心肌梗死和再发心肌梗死率，对无心功能不全的 UAP/NSTEMI 患者，短期应用 ACEI 的疗效尚不明确。

3.冠状动脉血供重建术

（1）经皮冠状动脉介入治疗（PCI）：由于技术进步、操作即刻成功率提高和并发症降低，PCI 在 UAP/NSTEMI 患者的应用增加。对 UAP/NSTEMI 患者，早期有创治疗策略是，临床上只要没有血供重建的禁忌证，常规做冠状动脉造影，若可能，可以直接做 PCI 或 CABG。

（2）冠状动脉旁路移植术（CABG）：最适于病变严重、往往有多支血管病变的症状严重和左心室功能不全的患者。

(3)其他介入治疗：如冠状动脉斑块旋切术、旋磨术、激光成形术等。

4.出院后治疗　出院后尽可能恢复正常活动，一般继续原来的口服药物治疗方案，目的在于改善预后。所谓 ABCDE 方案：A.阿司匹林和抗心绞痛；B.β-受体拮抗药和控制血压；C.胆固醇和吸烟；D.饮食和糖尿病；E.教育和运动。

二、急性 ST 段抬高型心肌梗死

（一）临床表现

与梗死的面积大小、部位、冠状动脉侧支血管情况密切相关。

1.诱发因素　约有 1/2 的 AMI 患者能查明诱发因素和前驱症状，如剧烈运动、创伤、情绪波动、急性失血、休克、主动脉瓣狭窄、发热、心动过速等引起的心肌耗氧量增加，其他诱因还有呼吸道感染、低氧血症、肺栓塞、低血糖、过敏等，反复发作的冠状动脉痉挛也可发展为急性心肌梗死。

2.先兆　半数以上患者在发病前数日有乏力、胸部不适、活动时心悸、气急、烦躁、心绞痛等前驱症状，心绞痛发作较以往频繁、性质较剧、持续较久、硝酸甘油疗效差、诱发因素不明显。疼痛时伴有心功能不全、严重心律失常、血压大幅度波动等，心电图示 ST 段一过性明显抬高或压低，T 波倒置或对称性增高，应警惕近期发生心肌梗死的可能。

3.症状

(1)疼痛：是最早出现和最突出的症状。疼痛与心绞痛相似，但程度重，持续时间较长，范围广，休息和含服硝酸甘油多不能缓解，且常在安静时或清晨发生。患者常烦躁不安、出汗、恐惧或有濒死感。少数患者无明显疼痛，一开始即表现为休克或急性心力衰竭；部分患者疼痛位于上腹部，易被误诊为胃穿孔、急性胰腺炎；部分患者疼痛可放射至下颌、背部上方，易被误诊为骨关节痛。

(2)全身症状：可有发热、心动过速、白细胞增高和血沉增快等。发热很少超过 39℃，持续约 1 周，系坏死物质吸收所引起。

(3)胃肠道症状：可伴有频繁的恶心、呕吐和上腹胀痛，下壁心肌梗死多见，与迷走神经受刺激和心排血量下降、组织灌注不足有关。

(4)心律失常：多发生于起病 1~2 周，而以 24h 内最多见，各种心律失常中以室性心律失常最多，尤其是室性期前收缩，如室性期前收缩频发（每分钟 5 次以上）成对出现或短阵室性心动过速、多源性或落在前一心搏的易损期时（RonT 现象）。房室传导阻滞和束支传导阻滞也较多见，室上性心律失常较少，多发生在心力衰竭患者中。

(5)低血压和休克:疼痛期中血压下降未必是休克,与疼痛、血容量不足、神经反射和心排血量下降有关。如疼痛缓解而收缩压仍低于80mmHg,有烦躁不安、面色苍白、皮肤湿冷、脉细而快、大汗淋漓、尿量减少(<20ml/h)、神志淡漠等则为休克表现。休克约见于20%的患者,主要是心源性,为心肌广泛坏死(40%以上),心排血量急剧下降所致。

(6)心力衰竭:主要是急性左心衰竭,发生率为32%~48%。右心室梗死者可一开始即出现右心衰竭,伴血压下降。

4.体征

(1)心脏体征:心脏浊音界轻、中度扩大,心率多增快、少数减慢,心尖区第1心音减弱,可出现第3或第4心音奔马律。心尖区可出现粗糙的收缩期杂音,为二尖瓣乳头肌功能失调所致。

(2)血压:极早期部分患者血压可增高,绝大多数患者血压降低。

(二)并发症

1.乳头肌功能失调或断裂　乳头肌功能失调或断裂总发生率可高达50%,心尖区可出现收缩中晚期喀喇音和吹风样收缩期杂音,第1心音可不减弱,可引起心力衰竭。

2.心脏破裂　少见,多为心室游离壁破裂,造成心包积血,引起心脏压塞而猝死。也可为亚急性,患者能存活数月。

3.心室壁瘤　主要见于左心室,发生率5%~20%,很少发生破裂,易出现快速室性心律失常和心力衰竭。

4.栓塞　发生率1%~3%,如为左心室附壁血栓脱落所致,可引起脑、肾、脾或四肢等动脉栓塞,如下肢静脉血栓形成、部分脱落,可引起肺动脉栓塞。

5.心肌梗死后综合征　发生率约10%,于心肌梗死后数周至数月内出现,表现为心包炎、胸膜炎或肺炎,可能为机体对坏死物质的过敏反应。

(三)辅助检查

1.心电图　有特殊价值,大部分AMI患者做系列心电图检查时,都能记录到典型的心电图动态变化。

(1)特征性改变:有Q波心肌梗死者,在面向透壁心肌坏死区的导联上出现:①宽而深的Q波(病理性Q波);②ST段抬高呈弓背向上型;③T波倒置,往往宽而深,两肢对称。在背向透壁心肌坏死区的导联上则出现相反的改变,即R波增高,ST段压低和T波直立并增高。在无Q波心肌梗死中的心内膜下心肌梗死患者,则不出现病理性Q波,会发生ST段压低≥0.1mV,但aVR导联ST段抬高,或有对称性 T 波倒置。

(2)动态性改变:有 Q 波心肌梗死者表现:①起病数小时内,可尚无异常,或出现异常高大,两肢不对称的 T 波。②数小时后,ST 段明显抬高,弓背向上,与直立的 T 波连接,形成单相曲线,数小时到 2d 内出现病理性 Q 波,同时 R 波减低,为急性期改变。Q 波在 3～4d 内稳定不变,以后大部分永久存在。③如不进行治疗干预,ST 段抬高持续数日至 2 周左右,逐渐回到基线水平,T 波则变为平坦或倒置。④数周至数月以后,T 波呈 V 形倒置,两肢对称,波谷尖锐。无 Q 波心肌梗死中的心内膜下心肌梗死患者,显示 ST 段普遍压低(除 aVR、有时 V_1 导联外),继而显示 T 波倒置,但始终不出现 Q 波。ST 段和 T 波变化持续存在 1～2d 以上。

2.实验室检查

(1)一般检查:起病 24～48h 后,白细胞可增多,血沉加快,血中非酯化脂肪酸增高。

(2)肌钙蛋白(cTn)T 及 I 的出现和增高:cTnT 及 cTnI 在急性心肌梗死 3h 后增高,同时具有相当长的诊断窗,持续 10～14d。cTnT 及 cTnI 可鉴别出 CK-MB 所不能检测出的心肌损伤,是最特异和敏感的心肌坏死的指标。

(3)血清心肌酶含量增高:肌酸激酶(CK),在起病 6h 内增高,24h 内达高峰,3～4d 恢复正常,其同工酶 CK-MB 的活性增高更具有临床诊断价值。

(4)血肌红蛋白增高,出现最早,恢复也快,但特异性差。

(四)诊断依据

根据典型的临床表现、特征性心电图改变及动态演变过程,及血清心肌酶的变化,可确立诊断。对老年患者,突然发生严重的心律失常、休克、心力衰竭而原因未明,或突然发生较重而持久的胸闷和胸痛者,都应考虑该病。

(五)鉴别诊断

1.心绞痛 尤其是不稳定型心绞痛和非 ST 段抬高型心肌梗死。

2.急性心包炎 胸痛常伴发热,呼吸和咳嗽时加重,早期即有心包摩擦音,心电图除 aVR 导联外,均有 ST 段弓背向下的抬高。

3.急性肺动脉栓塞 突然发生胸痛、呼吸困难、咯血和休克,伴有右心负荷增加的表现如发绀、肺动脉瓣区第 2 心音亢进、颈静脉充盈等,心电图示 I 导联 S 波加深,III 导联 Q 波显著、T 波倒置,胸导联过渡区左移、右胸导联 T 波倒置等改变。D-二聚体正常可除外。

4.主动脉夹层 初始胸痛即达高峰,向背、肋、腹、腰和下肢放射,两上肢血压或脉搏有明显差别,可有下肢暂时性瘫痪、偏瘫和主动脉瓣关闭不全的表现。经食管超声、X 线、CT 或 MRI 有助于诊断。

5.急腹症　缺乏心电图的变化及心肌酶的升高。

(六)治疗

及早发现,及早住院,并加强住院前的就地处理。院前急救的基本任务是帮助 AMI 患者安全、迅速地转运到医院,以便尽早开始再灌注治疗。重点是缩短就诊时间和院前检查、处理、转运时间,尽量识别急性心肌梗死(AMI)的高危患者。急诊室内,力争在 10~20min 内完成病史采集、临床检查和心电图以明确诊断。对 ST 段抬高的 AMI 患者,应在 30min 内开始溶栓,或在 90min 内开始急诊 PCI 治疗。在典型临床表现和心电图 ST 段抬高已确诊为 AMI 时,绝不能等待心肌损害标志物检查结果而延误再灌注治疗。下面重点介绍住院治疗问题。

1.监护和一般治疗　①短期卧床休息,对患者进行必要的解释和鼓励,使其消除焦虑和紧张;②间断或连续鼻导管给氧,流量 3~6L/min;③进行心电图、血压和呼吸的监测,同时需注意观察心率、心律和心功能的变化,必要时还需监测静脉压和毛细血管压;④流质饮食或半流质饮食,保持大便通畅,给予缓泻药以治疗便秘,避免做 Valsalva 动作,除病重和血流动力学不稳定者,卧床休息不宜过长。

2.解除疼痛　再灌注治疗前可选用下列药物尽快解除疼痛。

(1)吗啡或哌替啶:吗啡 2~4mg 静脉注射,必要时 5~10min 后重复;或使用哌替啶 50~100mg 肌内注射。

(2)硝酸酯制剂:大多数心肌梗死患者有应用硝酸酯制剂的指征,而在下壁心肌梗死、可疑右室梗死或明显低血压的患者,尤其合并心动过缓时,不适合应用。

(3)β-受体拮抗药:在 AMI 最初几小时,使用 β-受体拮抗药可以限制梗死面积,并能缓解疼痛,减少镇静药的应用。常用口服制剂,如阿替洛尔、美托洛尔等,高危患者也可静脉使用 β-受体拮抗药;极短效静脉制剂艾司洛尔 50~250μg/(kg·min),可治疗有 β-受体拮抗药相对禁忌证而又希望减慢心率的患者。长期口服 β-受体拮抗药可用于 AMI 后的二级预防。

3.抗血小板药物　阿司匹林首次剂量至少需 300mg,患者咀嚼药片促进口腔黏膜吸收,其后 100mg 长期维持;噻氯匹定和氯吡格雷有协同抗血小板作用,目前推荐氯吡格雷加阿司匹林联合应用。

4.抗凝血药物　对溶栓治疗的患者,肝素作为溶栓治疗的辅助用药,一般使用方法是静脉推注 70U/kg,然后静脉滴注 15U/(kg·h)维持,每 4~6h 测定 APTT,使 APTT 为对照组的 1.5~2 倍;对未溶栓治疗的患者,肝素静脉应用是否有利并无充分依据。目前临床多应用低分子肝素,可皮下注射,不需要实验室监测,较普通肝素有疗效更肯定、使用更方便的特点。

5.溶栓治疗　在患者症状出现后 1～2h 开始用药,治疗效果最显著。

(1)适应证:胸痛符合 AMI,相邻两个或更多导联 ST 段抬高＞0.1mV,或新出现的左束支传导阻滞,起病＜12h 以内者,若患者 12～24h 仍有严重胸痛并且 ST 段抬高导联有 R 波者,也可考虑溶栓治疗。

(2)禁忌证:任何时候发生的出血性脑卒中史或 1 年内曾发生其他脑卒中或脑血管事件者,已知的颅内肿瘤,活动性内脏出血(月经除外),可疑主动脉夹层。而严重的高血压、妊娠、出血体质、近期有内脏出血、应用链激酶过敏、活动性消化性溃疡等则属于相对禁忌证。

(3)溶栓药物:非特异溶栓药物,尿激酶和链激酶;作用于血栓部位纤维蛋白的药物,纤维蛋白酶原激活药(rt-PA);单链尿激酶型纤溶酶原激活药(SCUPA)等;此外还有葡激酶、TNK-PA。

(4)给药方案:尿激酶 30min 内静脉滴注 150 万 U;链激酶 150 万 U 静脉滴注,60min 内滴完,此药有抗原性,可能发生过敏反应,不主张重复应用;rt-PA,100mg 在 90min 内滴完(先静脉推注 15mg,然后 30min 内静脉滴注 50mg,其后 60min 内再给予 35mg)。

6.紧急经皮冠状动脉介入术　或称直接 PCI 术,发病数小时内进行的紧急 PTCA 及支架术已被公认为是一种目前最安全、有效的恢复心肌再灌注的手段。

7.血管紧张素转化酶抑制药　一般从小剂量口服开始,防止首次应用时出现低血压,在 24～48h 内逐渐达到足量,4～6 周后可停用 ACE 抑制药。

8.控制休克、治疗急性左心衰　急性心肌梗死患者发生休克和(或)心力衰竭,表示病情危重,最好在血流动力学监测下用药,慎用洋地黄制剂,右室梗死者慎用利尿药。

9.降血脂药物　他汀类药物可以稳定斑块,改善内皮细胞功能,建议早期应用。

10.消除心律失常　除 β-受体拮抗药外,即刻和长期抗心律失常治疗仅用于致命性或有严重症状的心律失常。室性期前收缩和非持续性室性心动过速可不用抗心律失常药物治疗,持续性单形性室速可选用利多卡因静脉注射,也可静脉注射胺碘酮,10min 内注射 150mg,然后 1mg/min 维持;持续多形性室速或心室颤动,尽快采用非同步电复律;对缓慢的心律失常,可用阿托品 0.5～1mg 静脉注射;房室传导阻滞发展到二度或三度,伴血流动力学障碍者,可临时安装人工心脏起搏器;室上性快速心律失常用洋地黄制剂、维拉帕米等药物不能控制时,可考虑同步电复律。

11.其他治疗　如极化液、促进心肌代谢药物、钙通道阻滞药的应用等。

（七）预后

预后与梗死范围的大小、侧支循环产生的情况以及治疗是否及时有关,多在第1周内死亡,尤其是在数小时内,发生严重心律失常、休克或心力衰竭者,病死率尤高。长期口服阿司匹林等抗血小板药及他汀类药物,可能有预防心肌梗死或再梗死的作用。

第六章　消化系统急症

第一节　上消化道出血

一、基本概念

上消化道出血(UGIH)是指屈氏韧带以上的消化道(食管、胃、十二指肠、胰腺、胆道)疾病引起的出血,也包括胃—空肠吻合术后的上段空肠等部位的病变引起的出血。上消化道出血分为食管胃静脉曲张出血与急性非静脉曲张性上消化道出血。上消化道大出血一般指在数小时内失血量超过1000ml或循环血量的20%以上;或一次出血量500ml以上,出现直立性头晕,心率>120次/分,收缩压<90mmHg,比原来基础血压低25%以上;或24h内需输血2000ml以上;或1~2d内血红蛋白(Hb)<70g/L,红细胞计数(RBC)<$3×10^{12}$/L,红细胞比容<0.25L。上消化道大出血的临床表现主要是呕血和黑便,常伴血容量减少引起的急性周围循环衰竭。上消化道大出血是上消化道及全身疾病常见的严重并发症之一,如不及时诊治,尤其是高龄、有严重伴随病的患者易致死亡,病死率约为10%。因此,迅速确定病因、出血部位,准确估计出血量和及时处理,对预后有重要意义。

二、常见病因

1.上消化道疾病　①食管疾病:如食管癌、食管炎、食管贲门黏膜撕裂综合征(Mallory-Weiss综合征)、食管裂孔疝、食管器械损伤、食管化学损伤等;②胃、十二指肠疾病:如消化性溃疡、急性糜烂出血性胃炎或十二指肠炎、胃癌、胃血管异常、胃手术后病变、胃黏膜脱垂、胃黏膜平滑肌瘤、淋巴瘤、壶腹周围癌等。

2.上消化道邻近器官与组织的病变　①胆道疾病:如胆道感染、胆囊或胆管癌、胆道受压坏死等;②肝脏疾病:如肝硬化、肝癌、肝脓肿或肝血管瘤、肝外伤等;③胰腺疾病:如急性胰腺炎、胰腺癌等;④其他:如主动脉瘤破入食管、胃或十二指肠、纵隔肿瘤或脓肿破入食管等。

3.全身性疾病 ①血液病:如血友病、血小板减少性紫癜、白血病、弥散性血管内凝血;②血管性疾病:如过敏性紫癜、动脉粥样硬化、多种原因引起的血管炎等;③其他:如急性胃黏膜损伤(多因酒精、非甾体类抗炎药以及严重创伤、烧伤、大手术后、休克等各种应激引起)、尿毒症、结节性多动脉炎、流行性出血热、钩端螺旋体病等。

按照发病率高低,常见急性 UGIH 的病因依次为:消化性溃疡、食管胃底静脉曲张破裂、应激性胃黏膜病变(如糜烂性出血性胃炎)和消化道肿瘤,其中消化性溃疡大约占所有急性 UGIH 的 50%。

三、发病机制

UGIH 的基本病理改变是消化道黏膜、基层,甚或浆膜层的血管因糜烂、坏死、溃疡或破裂而出血。由于病因不同,其出血机制也不尽相同。①消化性溃疡出血,多为十二指肠球后溃疡或胃小弯穿透性溃疡侵蚀较大血管所致;②肝硬化引起的 UGIH,主要是食管胃底静脉曲张破裂出血,其次为门脉高压性胃病及肝源性溃疡,均与门脉高压有关。此外,因肝脏合成凝血因子减少或脾功能亢进时血小板减少以及毛细血管脆性增加所致的凝血机制异常,直接或间接促进了 UGIH。③急性胃黏膜病变引起的 UGIH,主要是因药物及各种应激因素破坏了胃黏膜屏障功能,氢离子逆弥散,侵袭血管,产生多发性糜烂和表浅溃疡所致;④上消化道肿瘤发生缺血性坏死、表面糜烂或溃疡、侵袭血管而出血;⑤其他原因引起的 UGIH 也是因病变侵袭血管或血管破裂或血管功能受损、血小板减少、凝血因子减少而致的出、凝血功能障碍引起。

四、临床特征

(一)症状与体征

上消化道大出血的临床表现主要取决于病变的性质、部位、出血量和速度。

1.呕血与黑便 呕血与黑便是 UGIH 的特征性表现。不管出血部位在幽门上或下,只要出血量大,就可出现呕血与黑便。大出血时呕出的血液呈鲜红或暗红色,兼有血块。如在胃内停留时间长,多为棕褐色或咖啡色,系血液经胃酸作用而形成正铁血红素所致。黑便可呈柏油样,黏稠而发亮,系血红蛋白中的铁经肠内硫化物作用而形成硫化铁所致。出血量很大时,粪便可呈暗红色甚至鲜红色,酷似下消化道出血,大便性状为血量多、粪质少、血与粪便均匀混合。食管胃底静脉曲张破裂出血具有突然起病,出血量大,易反复,难以控制的特点。

2.其他表现　可有上腹部不适、急性上腹疼痛、反酸、饱胀、恶心、肠鸣音亢进等表现。在休克控制后常伴有低热，一般<38.5℃，可持续 3～5d。发热可能是失血性周围循环衰竭后引起丘脑下部体温调节中枢功能不稳定所致。但其确切发热机理尚不清楚。

（二）并发症

1.急性周围循环衰竭　出血量较大，若在短时间内出血量超过 1000ml 以上时，患者常出现周围循环衰竭的症状，除头晕、乏力、心悸外，常伴冷汗、四肢厥冷、脉搏细弱、心跳加速、心音低钝、呼吸气促、血压下降等失血性休克表现。少数患者在出血后有一过性晕厥或意识障碍（系暂时性或一过性脑缺血所致）。部分患者，尤其是老年患者可有烦躁不安的表现，系脑缺氧所致。应特别注意，老年患者因动脉硬化，即使出血量不大，也可出现意识障碍。

2.失血性贫血　大量出血后，因血管及脾脏代偿性收缩，红细胞比容及血红蛋白可暂时无明显改变。随后，组织液渗入血管内，使血液稀释，一般经 3～4h 可出现贫血。

3.其他　肝硬化引起的大出血极易引起水、电解质紊乱、肝性脑病等并发症。

五、辅助检查

1.血常规　血红蛋白、红细胞计数、红细胞比容降低，呈正细胞、正色素性贫血，可出现晚幼红细胞。出血 24h 内网织红细胞增高，至出血后 4～7d 可高达 5％～15％，止血后逐渐降至正常。UGIH 后 2～5h，白细胞增高，止血后 2～3d 恢复正常，若伴有脾功能亢进者，白细胞计数可不增高。

2.血尿素氮　UGIH 后，血液中蛋白分解产物在肠道吸收，致血尿素氮升高，一般在大出血后数小时开始上升，24～48h 达高峰，大多>14.3mmol/L，若无明显脱水或肾功能不全的证据，仅血尿素氮升高或持续超过 3～4d，提示上消化道仍有出血。此外，因血容量不足，肾血流减少，肾小球滤过率下降，氮质潴留，亦可使血尿素氮增高。如无活动性出血的证据，血容量已补足，但尿量少，血尿素氮持续增高，提示肾性氮质血症、肾衰竭。

3.内镜检查　内镜检查是病因诊断、确定出血部位和性质的关键，诊断准确率为 80％～94％。还可预测再出血的危险性，并能进行镜下止血治疗。一般主张在出血后 24～48h 内进行急诊胃镜检查。检查前先建立静脉通道，纠正休克，充分补充血容量，改善贫血（Hb 上升至 70g/L），在备血、监护及相应止血措施下进行。食管胃静脉曲张并非内镜检查禁忌。

4.选择性动脉造影检查　对内镜检查无阳性发现,有活动性出血又不适宜进行内镜检查者,可选择血管造影,还可同时做栓塞止血治疗。可行选择肠系膜上动脉插管造影检查。多主张在出血的情况下立即行造影检查,其出血的部位或病变的性质多数可获得诊断,例如发现造影剂从某破裂的血管处溢出,则该血管处即是出血的部位。当发现异常的病变血管时,可根据该异常血管影做出是否有血管畸形的病因诊断。血管造影属侵袭性检查,有发生严重并发症风险,对严重动脉硬化、碘过敏和老年患者禁用。

5.B 型超声波检查　如发现肝硬化、门静脉高压的特征性改变,即有利于肝硬化的诊断;如发现局部胃黏膜显著增厚则有利于胃癌的诊断。

6.CT 或 MRI 检查　对诊断肝硬化、胆道病变及胰腺病变有较大的帮助,也有利于中、晚期胃癌的诊断。

7.X 线钡餐检查　一般而言,在大出血时不宜行 X 线钡餐检查,因有可能加重出血或再出血,故多主张钡餐检查在出血停止、病情稍稳定后进行。但此时钡餐检查的诊断阳性率明显降低,例如对急性胃黏膜病变、应激性溃疡等的诊断会发生困难,因为这些病变可在短期内恢复正常,但是钡餐检查对于食管静脉曲张、消化性溃疡或胃癌等病变,仍有重要的诊断价值。

六、诊断思路

首先要判断是否有上消化道出血,再判断出血的严重程度,最后作病因诊断。

1.UGIH 的诊断　根据有引起 UGIH 的原发病史,出现呕血、黑便等症状、体征以及相关辅助检查,可作出 UGIH 的诊断。诊断时注意,有时患者已发生 UGIH,但并无呕血与黑便,此时早期诊断常有困难,必须密切观察病情,测量血压、脉搏以及时进行胃镜或直肠指检,有助于尽早做出诊断。

2.出血量的估计　①粪便隐血试验阳性,提示每日出血量>5ml。②黑便提示每日出血量>60ml,柏油便提示每日出血量在 500～1000ml;短时间内 UGIH 超过 1000ml 的患者也会出现血便,同时常会伴有血容量不足的临床表现。③胃内储积血量在 250～300ml,可引起呕血。④一次出血量不超过 400～500ml 时,因轻度血容量减少可由组织液与脾贮血所补充,故并不引起全身症状。出血量少时呕吐物为咖啡色;出血量大时,可呈暗红色或鲜红色;贲门以上食管出血,即使量不大也可以呕血,且色较鲜红。一般而言,出血量的大小与破裂血管的大小、是动脉或静脉破裂有密切关系。较大静脉血管破裂,其出血量大;小动脉破裂的出血量也大;广泛的毛细血管渗血,其出血量一般也较大。

3.病情严重程度分级　　病情严重度与失血量呈正相关。如根据血容量减少导致周围循环的改变来判断失血量,休克指数(休克指数＝心率/收缩压)是判断失血量的重要指标之一。根据出血程度临床分为3级:

轻度:失血量＜500ml,即占全身总血量的10％～15％时,无明显的脉搏加快、血压降低等全身表现,部分患者可出现头晕、心慌。休克指数为0.5。

中度:失血量500～1000ml,占全身总血量20％左右时,可出现血压下降,但收缩压仍在80～90mmHg以上;脉搏增快,每分钟达100次左右;血红蛋白降至70～100g/L;可出现一时性晕厥、口渴、心烦、少尿以及短暂性休克。休克指数为1。

重度:失血量＞1500ml,占全身总血量的30％以上时,血压下降,收缩压＜80mmHg,较基础血压下降25％以上;脉搏＞120次/分,血红蛋白＜70g/L;可出现神志恍惚、面色苍白、四肢厥冷、冷汗、少尿或无尿等失血性休克的表现。休克指数＞1.5。

4.判断出血是否停止　　有下列迹象,应认为有继续出血或再出血,需及时处理。①反复呕血或黑粪次数增多,粪质稀薄,甚至呕血转为鲜红色,黑便变成暗红色,伴有肠鸣音亢进;②周围循环衰竭的表现经补液、输血而血容量未见明显改善,虽暂时好转而又恶化;经快速补液、输血,中心静脉压仍有波动或稍有稳定继之又下降;③红细胞计数、血红蛋白测定与红细胞比容继续下降,网织红细胞计数持续增高;④在补液和尿量足够的情况下,血尿素氮持续或再次增高;⑤胃管内抽出新鲜血。

5.出血病因和部位的诊断

(1)若有慢性周期性、节律性上腹疼痛,特别是出血前疼痛加重,出血后疼痛减轻或缓解,考虑消化性溃疡,必要时紧急做胃镜检查,可对食管、胃、十二指肠等病变的性质和出血情况明确诊断。

(2)若有服用阿司匹林等药物史、酗酒史或应激状态者,可能为急性胃黏膜损害。

(3)既往有病毒性肝炎、血吸虫病或慢性酒精中毒病史,并有肝病与门脉高压的临床表现者,可能是肝硬化所致出血。由于脾常在上消化道出血后暂时收缩,诊断时不应过分强调脾肿大的依据。

(4)对中年以上的患者,近期出现上腹痛,伴有食欲减退、消瘦者,应警惕胃癌的可能性。

(5)出血后短期内发现血清胆红素增高,应考虑胆道出血、肝硬化或壶腹肿瘤等。

七、救治方法

(一)一般治疗

患者应绝对卧床休息,保持安静,平卧并将下肢抬高。头偏向一侧、保持呼吸道通畅,避免将血液误吸入气管。吸氧,禁食,密切观察呕血、黑便、尿量、神志、皮肤与甲床色泽、肢体温度、周围静脉特别是颈静脉充盈情况。定时复查红细胞计数、血红蛋白、血细胞比容与血尿素氮,心电监护,尽可能进行中心静脉压测定,以指导液体输入量。必要时留置胃管,观察出血情况。

(二)补充血容量

1.紧急输液　①立即配血。②尽快建立静脉通道,最好经锁骨下静脉插管。③输液速度:先快后慢。④液体种类及选择:可用生理盐水、平衡液、等渗葡萄糖液、血浆或其他血浆代用品、浓缩红细胞、全血。失血后因血液浓缩,应首先静脉快速滴注平衡液或胶体液,最好维持血红蛋白浓度在 100g/L、红细胞比容在 30%;若失血量较大,Hb浓度<70g/L 时,可输浓缩红细胞;严重活动性大出血(急性失血量超过总量的 30%)时,应尽早输入足量新鲜全血。⑤输液量:输入液体或血的量应根据病因、尿量、血压,心肺病史。有条件的最好结合中心静脉压调整输液、输血的量及速度。

2.输血指征　①收缩压<90mmHg,较基础收缩压降低幅度>30mmHg;②血红蛋白<70g/L,红细胞比容<25%;③心率>120 次/分。血容量已补足的指征有:四肢末端由湿冷青紫转为温暖、红润;脉搏由快、弱转为正常、有力;收缩压接近正常;脉压大于 30mmHg;肛温与皮温差从大于 3℃转为小于 1℃;中心静脉压(5～13cmH_2O)。UGIH 的死亡很大程度上与年龄和严重并发症的临床表现有关。

(三)止血

1.内镜下止血　对于急性非静脉曲张性上消化道大出血内镜下止血为首选,可对出血灶喷洒凝血酶或 0.1% 肾上腺素、巴曲酶等,适用于胃黏膜糜烂、渗血、活检后出血、溃疡出血等,对出血量大者效果较差。还可热探头、电凝、激光、微波止血或上止血夹。对于食管胃静脉曲张出血,内镜下止血是控制活动性出血和预防再出血的主要措施,可局部注射硬化剂、套扎疗法,胃底静脉曲张可局部注射组织黏合剂,为手术创造条件。

2.药物止血　适用于无法内镜治疗或止血失败者,与内镜治疗联合运用。

(1)抑酸药:抑制胃酸分泌的药物可提高胃内 pH,促进血小板聚集和纤维蛋白凝块的形成,避免血块过早溶解,有利于止血和预防再出血,又可治疗消化性溃疡。

常用质子泵抑制剂(PPI)有埃索美拉唑、奥美拉唑、泮托拉唑、兰索拉唑、雷贝拉唑。用法:奥美拉唑80mg静脉推注,继以8mg/h的速度滴注72h,也可用泮托拉唑等。根据2010年急性非静脉曲张性UGIH国际共识认为:内镜治疗前PPI治疗并不能降低再出血率、手术率和死亡率,但可有效减少干预措施、降低成本、提高安全性,尤其对高风险征象者,因此可考虑内镜检查前行PPI治疗以降低病灶级别、减少内镜干预,但不应延迟内镜检查。2012年《美国消化性溃疡出血诊治指南》指出,内镜检查前使用PPI可降低病灶级别,尤其是在不能早期行内镜检查或内镜医师技术有限的情况下——对内镜治疗前PPI的治疗提出了有条件的推荐。内镜治疗后,基本药物治疗是用抑酸药,PPI为目前推荐药物,疗效较为确切,要尽早应用。此外,还可用H_2受体拮抗剂(H_2RA),如雷尼替丁、法莫替丁等。

(2)止血药:止血药物的疗效尚未证实,不推荐作为一线药物使用。可口服凝血酶、云南白药等,也可静脉注射维生素K_1;或用去甲肾上腺素8mg加入100～200ml冰生理盐水口服或鼻胃管灌注;或肌内注射或皮下注射巴曲酶1U,严重出血时同时静脉注射1U的巴曲酶。

(3)生长抑素及其衍生物:该药主要作用机理是,减少内脏血流、降低门静脉阻力;抑制胃酸和胃蛋白酶分泌;抑制胃肠道及胰腺肽类激素分泌。是肝硬化急性食道胃底静脉曲张出血的首选药物之一,亦可用于急性非静脉曲张出血的治疗。其特点:可迅速有效控制急性上消化道出血;预防早期再出血的发生;有效预防内镜治疗后的肝静脉压力梯度(HVPG)升高,从而提高内镜治疗的成功率;可显著降低消化性溃疡出血患者的手术率;对于高危患者,选用高剂量生长抑素在改善患者内脏血流动力学、出血控制率和存活率方面均优于常规剂量。因不伴全身血流动力学的改变,该类药物可安全应用于消化道出血患者,止血率为80%～90%,无明显不良反应。目前推荐:14肽的天然(或人工合成)生长抑素(ST)和人工合成的8肽生长抑素奥曲肽(OT)。生长抑素的用法:静脉给予$250\mu g$的负荷剂量后,继之以$250\mu g/h$持续静滴,维持5d,注意该药在滴注过程中不能中断,如中断超过5min要重新给予负荷剂量。对高危患者可高剂量($500\mu g/h$)输注,这个剂量在改善患者内脏血流动力学、出血控制率和存活率方面均优于常规剂量,可根据患者病情多次重复$250\mu g$冲击剂量快速静脉滴注,最多可达3次。奥曲肽的负荷用量为$100\mu g$,继之以$25\sim50\mu g/h$持续静滴,维持5d。尽管生长抑素对非食道胃底曲张静脉出血疗效不确切,由于生长抑素无明显不良反应,美国学者对等待内窥镜检查不明病因UGIH患者仍推荐使用。

(4)血管加压素及其衍生物:该类药物通过收缩内脏血管,减少门脉血流量,降低门脉压,达到止血目的。常用的药物包括垂体后叶素、血管加压素、特利加压素。一般推荐血管加压素 10U 缓慢静脉推注,之后以 $0.2\sim0.4U/min$ 持续静脉滴注 72h,根据血压调整剂量。常见不良反应有腹痛、血压升高、心律失常、心绞痛,甚至心肌梗死等(高血压、冠心病者忌用)。但由于其较重不良反应,限制临床应用,尽管其衍生物特利加压素已被证实可以提高 UGIH 生存率,在欧洲已广泛应用到临床,但在美国并未被批准应用于治疗上消化道出血。常联用硝酸甘油 $10\sim15\mu g/min$ 静脉点滴,舌下含服硝酸甘油 0.6mg,每 30min 一次,以减少血管加压素的不良反应及协同降低门静脉压。国内仍可用垂体后叶素替代血管加压素。

(5)抗生素:应当指出的是,美国肝病协会将抗生素应用 7d 作为预防再发食道胃底曲张静脉出血重要手段,可见肝硬化合并出血的患者预防性使用抗菌药物的重要性。肝硬化合并静脉曲张出血的患者(35%～66%)出现细菌感染的症状与非肝硬化住院患者(5%～7%)相比更为常见。在此类的患者中,预防细菌感染可降低静脉曲张再出血的风险,并可改善生存率。肝硬化合并静脉曲张出血的患者细菌感染的最主要的起因包括自发性腹膜炎、尿道感染和肺炎,常见革兰阴性菌感染。因此,对于肝硬化合并静脉曲张出血的患者应当给予 7d 的抗菌药物。选用喹诺酮类抗生素,对喹诺酮类耐药者可使用头孢类抗生素。

3.三腔二囊管压迫止血　气囊压迫止血适用于食管静脉及近贲门部的胃底静脉破裂出血,有确切的近期止血效果。由于患者痛苦大,并发症多(如吸入性肺炎、窒息、食管炎、食管黏膜坏死、心律失常等),且近年来药物治疗和内镜治疗的进步,目前已不推荐气囊压迫止血作为首选措施,其应用限于药物不能控制出血时,作为暂时止血用,以赢得时间去准备更好的止血措施。三腔管压迫时间一般为 24h,若出血不止可适当延长至 72h,但不宜过长。

4.介入治疗　经药物和内镜治疗无效时,可选择介入治疗。

(1)持续动脉注射法和动脉栓塞疗法:上消化道动脉出血的介入治疗包括持续动脉注射法和动脉栓塞疗法。持续动脉注射法是经导管持续灌注血管收缩剂,而动脉栓塞疗法是用栓塞剂阻塞出血动脉。常用的栓塞剂有自体凝血块、吸收性明胶海绵、聚乙烯醇以及无水乙醇等。

(2)部分脾动脉栓塞术:目前普遍认为食管胃底静脉曲张与门静脉压力增高相关,而肝硬化患者门静脉血约 1/3 来自脾静脉,部分脾动脉栓塞术(PSE)通过栓塞脾动脉分支减少了脾脏到门静脉的血流量,继而降低门静脉压力。与脾切除相比,部分脾动脉栓塞更安全有效,主要表现在手术过程简单快捷,局麻下就可完成。由于保留了部分脾脏功能从而保存了脾脏。

（3）经皮经颈静脉肝内门—体分流术（TIPS）：对于反复出血且应用内窥镜治疗或者药物治疗无效，可以考虑 TIPS，但由于可以引起肝性脑病和置管阻塞，不推荐为食管胃底静脉曲张出血的首选。

5.手术治疗　经上述治疗，上消化道大出血仍不能得到有效控制，脉率、血压不稳定，诊断不明且无禁忌证者，可考虑手术治疗。对于食管胃静脉曲张出血仅在药物和内镜治疗无效，无法进行经颈静脉肝内门—体分流术情况下使用。

有关资料显示：首次大出血病死率为 28.7%，曲张静脉一旦发生出血，短时间内再出血概率很大，再出血死亡率明显增高，大出血后 24h、48h 内手术病死率分别为 20%、38%，48h 以后手术者为 45%。因此，不失时机地对部分大出血患者果断施行手术治疗是抢救患者生命的重要措施。

手术指征是：大量出血并穿孔，幽门梗阻或疑有癌变者；年龄在 50 岁以上，有心肾疾病，经治疗 24h 以上仍出血不止者；短时间内出血量很大，出现休克征象者；急性大出血，经积极应用各种止血方法仍出血不止，且血压难以维持正常者；近期反复出血，其溃疡长期不愈合；门静脉高压，反复大出血或出血不止者。

八、最新进展

内镜检查是目前对上消化道出血进行病因诊断和判断出血部位的首选方法。除明确出血部位和病因诊断外，还可通过内镜进行止血治疗。内镜治疗主要适用于炎症、糜烂、溃疡、食管胃底静脉曲张、血管畸形、损伤、肿瘤等导致的渗血，上消化道手术治疗或内镜治疗出现的局部出血，局部食道等部位出现撕裂而出现的出血以及全身性疾病、血液病等发生的出血。而对于休克患者、不适于内镜插入的患者、内镜治疗无效的患者、经内镜治疗后出现再出血情况严重的患者，则不适于勉强进行内镜治疗。下面就上消化道出血患者的内镜治疗进行阐述。

（一）内镜应用的时机

大多数 UGIH 都应在 24h 内行内镜治疗，但是高危和低危患者则推荐不同。对血流动力学稳定、无严重多病共存的低危患者是否应早期胃镜检查有不同意见。早期胃镜检查，能明显缩短住院时间和减少住院费用。而前面提到 Blatchford 评分为 0 者，不行内镜治疗对患者预后无影响。因此总体而言，对低危患者早期胃镜检查并不重要。而对高危患者，最近一项观察性研究发现，高危患者（Blatchford 评分≥12），12h 后行胃镜检查，患者术后死亡率为 44%，若早期胃镜检查，患者术后死亡率则为 0%，显然 12h 后的胃镜检查患者死亡率明显高于早期胃镜检查者。总之，急诊内镜检查一般在入院 12~24h 以内进行，对急性大出血患者应尽快进行,急诊内镜检查有很高的诊断率,并可看到 90% 的出血病灶。此外,早期内镜检查还可预测复发出血的危险性和实施早期治疗。

(二)内镜检查前的药物治疗

美国胃肠内镜实践表示:在内镜治疗前,静脉给予红霉素可以改善黏膜的可见性。最近在《中华消化内镜杂志》上发表的 Meta 分析:在内镜治疗前给予红霉素和甲氧氯普胺,明显的降低重复内镜检查确认出血来源的需要,但在血制品的需要、住院时间和外科的需要方面没有不同,因此该方法并不是常规推荐的。上消化道出血紧急内镜检查处理同一般内镜检查,但此时插入内镜往往胃内有较多的血液或血凝块,视野欠清晰,检查前是否洗胃目前尚有不同意见,主张插胃管用冰生理盐水洗胃者认为可以去除血块,易于观察和治疗,且冰生理盐水具有收缩血管作用,利于止血,但是,洗胃时液体易反流入气管,插管时的机械刺激有时反而加重出血,因此也有人不主张洗胃。在促使胃排空方面,红霉素是众所周知的刺激因素,该药有较强的胃肠反应,可潜在地应用于内镜检查前视野的清除。内镜前使用促动力药物可促进胃内积血排空。

内镜检查前辅助质子泵抑制剂(PPI)疗法,可在强酸环境抑制血小板凝集和血浆凝结,并可导致已形成的血栓的溶解。PPI 可迅速中和壁细胞产生的胃酸,可稳定新形成的血栓。共识指南上支持在诊断性内镜检查前或者内镜治疗前 PPI 给药。一项综合了 6 项 RCT 的荟萃分析,共纳入 2223 例患者,结果显示:内镜检查前质子泵抑制剂 PPI 治疗组与对照组的死亡率、再出血率及手术率无明显差别。但内镜检查前 PPI 治疗显著降低内镜治疗者的镜下高危征象及需要在内镜下治疗的比例。另一项发表在《新英格兰医学》杂志的研究也得出了相似结果,该研究是唯一的一项针对"在内镜实施前采用大剂量弹丸式注射 PPI,继之持续静脉维持的治疗方法的研究"。基于该证据,对于那些延迟内镜检查或不能及时完成内镜检查者,可以考虑预先使用 PPI,然而也不能因此就取消或过度推迟内镜检查。

(三)内镜下治疗

内镜检查可以迅速了解出血部位、程度、性质,还能及时进行直视下止血治疗,包括内镜下局部用药法、热凝固法、药物喷洒法、金属夹法等。

1.局部用药法　在内镜直视下,经内镜注射针将某种止血或硬化药物注射于出血灶内,达到止血的目的。常用的药物有:无水乙醇、高渗钠—肾上腺素溶液、1:10000肾上腺素注射液、5%鱼肝油酸钠及 1%乙氧硬化醇、1%加四烃基硫酸钠、立止血等。药物可直接注射于出血血管内,也可在出血部位周围 3~4 处注射。这种方法适用于血管显露的活动性出血。有效的数据显示最初有效率可达 95%

左右。新指南禁止单独注射肾上腺素,因为证据表明使用热凝止血效果明显好于单独注射肾上腺素;如要使用药物,则需联合一种热凝或机械止血方法,这样可以提高热凝或机械止血的效果。

2.热凝固法　热凝固法可使局部产生高热,使蛋白凝固、组织水肿、血管收缩并激活血小板,血管内腔变小或闭塞,进而血栓形成而达到止血效果。现常用的有高频电凝法、Nd-YAG激光照射法、微波法和热探头法。

(1)微波法:是指通过热能使组织蛋白、血管及组织发生凝固从而达到止血目的。一般采用电极与出血部位接触,反复凝固,拔出电极时为防止组织发生粘连,可采用解离电流通电后再拔出,其有效率可达92%左右,其优势在于手术时间短、操作简便、定位准确、不损伤肌层、对人体无害、不良反应小等。但术中患者可能会感到轻微灼烧感、大而深的溃疡易发生穿孔,且在操作上要求使用电极头及时间均要合适,以防止拔出电极后再次出血。

(2)激光法:是指利用激光的光凝固作用,使血管内膜发生血栓,从而达到止血的作用。用于内镜下止血的有氩激光及石榴石激光(Nd.YAG),止血成功率在80%～90%,但对治疗食管静脉曲张出血的疗效尚有争议。激光治疗出血的并发症不多,有报道曾有发生穿孔、气腹以及照射后形成溃疡,导致迟发性大出血的病例。如患者胃积血多,血凝块可吸收激光,反而影响其止血效果,而且光速如不能达到出血源,也会对止血效果产生影响。激光法对技术要求及设备要求均较高,疗效与其他凝固法相近,因此没有在临床得到广泛推广。

(3)热探头法:利用热探头的电极达到蛋白质凝固、止血的作用,其止血率可达到97%左右,对操作技术要求较高,如血管喷血情况,热量易造成分散流失,较为严重的并发症为胃穿孔。热探头法较激光、电凝等方法安全,对组织的损伤少。

(4)高频电凝法:电凝止血必须确定出血的血管才能进行,决不能盲目操作。因此,要求病灶周围干净。如胃出血,电凝止血前先用冰水洗胃;对出血凶猛的食管静脉曲张出血,电凝并不适宜。操作方法是:用凝固电流在出血灶周围电凝,使黏膜下层或肌层的血管凝缩,最后电凝出血血管。单极电凝比双极电凝效果好,首次止血率为88%,第2次应用止血率为94%。这种方法如视野不清可能影响止血效果,且对操作技术要求较高,因而使用受到一定限制。

3.药物喷洒法　主要适用于黏膜糜烂渗血、肿瘤破溃渗血、面积较大但出血量不大或球后溃疡不易注射的上消化道出血患者。选用止血疗效显著的药物。一般应首先清除凝血块,暴露出血病灶,再喷药。本法对溃疡病活动性出血或黏膜病变出血效果显著。常用的止血药物:8%去甲肾上腺素、凝血酶、5%～10%孟氏液(碱式硫酸铁溶液)、生物蛋白胶等。这种方法操作简便,可直接作用于出血部位,凝血时间短,无不良反应。这种方法仅适用于少量出血,且止血效果不稳定,血块易脱落,有发生再次出血的可能。

4.机械压迫法

(1)金属夹法:其原理是将特制的金属钛小夹子经内镜活检孔送入消化管腔,对准出血部位,直接将出血的血管或撕裂的黏膜夹住,起到机械压迫止血及"缝合"作用,伤口愈合后金属夹子会自行脱落,夹子一般在1～3周后自行脱落,随粪便排出体外。该法适用于直径<3mm的血管破裂出血及局灶性出血,尤其适用于消化道溃疡出血,对小动脉出血的治疗效果更好,也可用于曲张静脉破裂出血。操作时应注意深浅度。这种方法成功率可达100%,且无并发症发生,是一种安全、经济实用的治疗方法。

(2)食管曲张静脉套扎术:近年来,皮圈结扎法的应用范围在逐渐扩大,除治疗静脉曲张出血外,已成为内镜治疗消化道非静脉曲张出血的一种新方法。本法对杜氏病出血尤其适用。1986年Stiegmann等首先报道其原理如同内痔吸引套扎法。于内镜前端安置一套叠硬塑圈,内套圈内联结一尼龙线经活检孔送出,外侧部套一橡皮圈,内镜负压吸住曲张静脉,拉紧套圈时即将橡皮圈推出套住曲张静脉,如此反复可全部结扎粗大的曲张静脉,止血率达90%。其优点是不引起注射部位出血,无系统性并发症,近年来受到推崇。缺点是细小突出不显著的曲张静脉无法结扎。

(3)缝合止血法:主要适用于胃肠小动脉出血,如息肉及黏膜下肿瘤摘除术后基底部中央小动脉出血。对溃疡渗血及弥漫性出血不宜应用。

5.冷冻止血法　采用液氮或液体二氧化碳作为冷冻液,用冷冻杆接触和喷射冷冻气体的方法,能够迅速极度地降温,从而使局部组织坏死、凝固达到止血目的。但因操作比较复杂,需要特制的仪器,所以应用并不十分广泛。

6.超声探头法　是通过内镜活检孔利用超声探头成像指示内镜治疗的一种方法。多普勒超声探头可清楚地发现黏膜下的出血血管,利用控头可进行硬化剂注射,以达到快速、准确止血的目的。

7.内镜下不同方法联合治疗　为了提高上消化道出血的内镜治疗效果,国内外不少学者采取不同方法联合治疗,取得了比单一方法治疗更好的效果。主要有局部喷洒药物加注射药物治疗,高频电凝加局部药物注射等。

(四)应用内镜治疗后的药物治疗

1.内镜治疗后PPI的维持治疗　高级别证据推荐高危患者(即喷射性出血、活动性渗血、血管显露或附着血凝块)成功行内镜治疗后,可以大剂量使用 PPI(静脉弹丸式注射 80mg,继之 8mg/h 静脉滴注维持 72h)降低再出血率及死亡率。最近一项对患者内镜治疗后用以上方法与安慰剂对照的亚组分析研究显示:对活动性渗血者即使仅用安慰剂,患者再出血率也低(4.9%),提示对于活动性渗血患者也许不需要使用大剂量 PPI 进行内镜后维持治疗。

2.幽门螺杆菌根除治疗　对消化性溃疡出血的所有患者都应该进行幽门螺杆菌检测。研究发现:快速尿素酶试验存在 79% 的假阴性率,快速尿素酶试验联合活检组织检测的灵敏度只有 86%。因此在上消化道出血的情况下,快速尿素酶试验阴性的所有患者过一段时间再检测的推荐是有意义的。随机试验 Meta 分析幽门螺杆菌根除治疗和持续的抗内分泌治疗对于预防再出血的疗效评估中显示:根除治疗组明显降低再出血的风险。因此,凡有幽门螺杆菌感染的消化溃疡,无论初发或复发、活动或静止、有无并发症,均应予以根除幽门螺杆菌治疗,目前推荐 PPI 或胶体铋为基础加上两种抗生素的三联治疗方法。治疗失败后的再治疗比较困难,可换用另外两种抗生素,采用 PPI、胶体铋合用两种抗生素的四联疗法。

(五)再次内镜检查

内镜检查后 24h 内无需常规复查内镜,对于临床证实存在再出血的患者,可以再次行内镜下止血,对部分患者可以考虑手术或介入治疗。最近一项病例回顾性分析研究显示,对内镜和药物治疗失败的患者,行动脉栓塞治疗成功率可达 90% 以上,栓塞治疗成功后的再出血率为 33%。

第二节　下消化道出血

下消化道出血,指十二指肠 Treitz 韧带以下的消化道出血,占全消化道出血的 10% 左右,患病率虽不及上消化道出血高,但临床亦常发生。

一、病因

国内一般认为结肠肿瘤、息肉、炎症是下消化道出血的三种主要原因,而血管发育不良及憩室病在国外被认为是老年人下消化道出血较为常见的病因。病因甚多,列举如下。

1.肠道原发性疾病

(1)肿瘤和息肉:肿瘤以癌最常见,多发生于大肠;其他肿瘤少见,多发生于小肠。息肉多见于大肠,主要是腺瘤性息肉,还有幼年性息肉及幼年性息肉病,黑斑息肉综合征(Peutz-Jeghers 综合征)。

(2)炎症性疾病:引起出血的感染性肠炎有肠结核、肠伤寒、菌痢及其他细菌性肠炎等。非特异性肠炎有溃疡性结肠炎及克罗恩病等。肠道寄生虫感染有阿米巴、血吸虫等,由大量钩虫或鞭虫感染引起的出血亦有报道。还有坏死性小肠炎、缺血性肠炎、抗生素相关性肠炎、放射性肠炎等。

(3)血管病变:如血管瘤、毛细血管扩张症、血管畸形、静脉曲张等。

(4)肠壁结构性病变:如憩室、肠重复畸形、肠套叠、肠气囊肿病等。

(5)肛门病变:痔疮和肛裂、肛瘘。

2.全身性疾病累及肠道　白血病和出血性疾病、风湿性疾病如系统性红斑狼疮、结节性多动脉炎、恶性组织细胞病、尿毒症性肠炎、邻近脏器恶性肿瘤浸润或脓肿破裂入肠腔。

二、诊断依据

1.病史

(1)年龄:老年患者以大肠癌、结肠血管扩张、缺血性肠炎多见。儿童以梅克尔憩室、幼年性息肉、感染性肠炎、血液病多见。

(2)出血前病史:腹部放疗史、结核病可引起相应的肠道疾病。风湿性疾病、血液病患者发生的出血应考虑原发病引起的出血。

(3)粪便颜色和性状:肛门、直肠、乙状结肠病变的出血多血色鲜红。痔或肛裂的出血为便后滴血或喷血。小肠及右侧结肠出血多为暗红色,停留时间长者可为柏油样便。痢疾、溃疡性结肠炎、克罗恩病、大肠癌可为黏液脓血便。息肉多单纯便血,也可为黏液脓血便。

(4)伴随症状:伴有不完全性肠梗阻症状常见于克罗恩病、肠结核、肠套叠、结肠癌。肠道炎症性病变及全身性疾病,如白血病、淋巴瘤、恶性组织细胞病、风湿性疾病引起的出血多伴有发热。

2.体格检查

(1)皮肤黏膜检查有无皮疹、紫癜、毛细血管扩张,浅表淋巴结是否肿大。

(2)观察肛门及直肠指检:注意有无痔、肛裂、肛瘘,直肠指检有无肿物。

(3)腹部检查注意有无腹部压痛及腹部包块。

三、鉴别诊断

下消化道出血多为血便或暗红色大便,不伴呕血。大量的上消化道出血也可表现为暗红色大便;高位小肠及右半结肠出血,如血液在肠腔内停留时间过长亦可呈柏油样。遇此情况可常规胃镜检查除外上消化道出血。

四、辅助检查

1.实验室检查   血、尿、粪常规及生化检查。疑有结核者行结核菌素试验,怀疑伤寒者做肥达试验及血培养等。

2.影像学检查

(1)结肠镜检查:是诊断大肠及回肠末端病变的首选检查方法。其优点是诊断敏感性高,可发现活动性出血,及可行病理检查明确病变性质。

(2)X 线钡剂造影检查:X 线钡剂灌肠用于诊断大肠、回盲部及阑尾病变,多主张进行双重气钡造影。但对平坦病变、广泛而较轻的炎症性病变容易漏诊,有时无法确定病变性质。小肠 X 线钡剂造影是诊断小肠病变的重要方法。但敏感性低,易于漏诊。X 线钡剂造影检查一般要求在大出血停止至少 3d 后进行。

(3)放射性核素扫描及选择性腹部血管造影检查:必须在活动性出血时进行,适用于:内镜检查及 X 线钡剂造影检查不能确定出血来源的不明原因出血,不能进行内镜检查者。放射性核素扫描要求出血速度>0.1ml/min。其创伤较小,但存在假阳性及定位不准,可作为初步出血定位,对含异位胃黏膜的梅克尔憩室合并出血有重要价值。选择性腹部血管造影检查要求出血速度>0.5ml/min。有比较准确的定位价值,对于血管病变,如血管畸形、血管瘤、血供丰富的肿瘤有定性价值。

(4)小肠镜:小肠镜可直接观察十二指肠远侧段及空肠近侧段出血病变。目前应用的小肠镜有两种:推进式,即经口插入,插至 Treitz 韧带以下 60～100cm 处,可以对近端空肠黏膜病变做出诊断。13%～46%患者可以找到出血病灶。最近发明的双气囊推进式小肠镜,操作相对简便,患者痛苦少,可经口或结肠插入。技术熟练者 70%左右经口插入者能顺利到达回肠末端。

(5)胶囊内镜:是一种全新的消化道图像诊断系统。胶囊内镜被吞服后,借助胃肠蠕动,通过消化道,期间将其连续捕获的图像以数字形式发送至体外的接收机加以保存,以备检查结束后的图像还原和观察,还原的图像清晰度与内镜图像相仿。胶囊内镜主要用于小肠疾病的诊断。因其检查费用昂贵,且不能活检,应用受限。

3.手术探查   各种检查均不能明确病因时应剖腹探查。术中内镜检查是明确诊断不明原因消化道出血,尤其是小肠出血的可靠方法,成功率在 83%～100%。亦可在术中行选择性血管造影或注射亚甲蓝(美蓝)以助诊。

五、急诊处理

下消化道大出血时首要的措施是恢复血容量,纠正低血容量性休克,控制急性出血,一般急救措施及补充血容量详见上消化道出血处理。

1.止血

(1)血管活性药物:血管升压素及生长抑素应用有一定作用。如做动脉造影,可于动脉造影完成后动脉滴注血管升压素 0.1~0.4U/min,对右半结肠及小肠出血止血效果优于静脉给药。

(2)内镜下止血:在急性出血期可行内镜下止血治疗。如局部喷洒止血药、微波、电凝、激光、钛夹等。

(3)动脉栓塞治疗:对于动脉造影后动脉输注血管升压素无效者,可做超选择性动脉插管,在出血灶注入栓塞药止血。其缺点为可能引起肠梗死,对拟行肠段切除的病例,可作为暂时止血用。

(4)手术治疗:对出血不止,内科治疗无效者需行紧急手术治疗。

2.病因治疗　针对不同病因选择药物治疗、内镜治疗、择期外科手术治疗等。

六、预后

高龄患者、出血量大或短期内反复出血者、有严重伴随病者、血管畸形所致出血且出血部位不明确患者风险性较大。

第三节　急性胰腺炎

一、基本概念

急性胰腺炎(AP)是指多种病因引起的胰酶激活,以胰腺局部炎症反应为主要特征,伴或不伴有其他器官功能改变的疾病。临床上,大多数患者的病程呈自限性,20%~30%患者病情凶险。总体病死率为 5%~10%。

重症急性胰腺炎(SAP)是指急性胰腺炎伴有脏器功能障碍,或出现坏死、脓肿或假性囊肿等局部并发症者,或两者兼有。腹部体征:上腹部明显的压痛、反跳痛、肌紧张、腹胀、肠鸣音减弱或消失等,腹部包块,偶见腰肋部皮下淤斑征(Grey-Tumer 征)和脐周皮下淤斑征(Cullen 征)。可以并发一个或多个脏器功能障碍,也可伴有严重的代谢功能紊乱,包括低钙血症(血钙<1.87mmol/L)。增强 CT 为

诊断胰腺坏死的最有效方法,B超及腹腔穿刺对诊断有一定帮助。APACHE II 评分≥8分。Balthaza CT 分级系统≥ II 级。死亡率为 20%,伴有严重并发症的患者死亡率可高达 50%。

暴发性急性胰腺炎是重症急性胰腺炎的一个特殊类型,是指凡在起病 72h 内经正规非手术治疗(包括充分液体复苏)仍出现脏器功能障碍,常继发腹腔间隔室综合征者。

二、常见病因

重症急性胰腺炎的病因较多,且存在地区差异。在确诊急性胰腺炎基础上,应尽可能明确其病因,并努力去除病因,以防复发。

1.胆道结石　　近年来的研究表明,重症急性胰腺炎中有 70% 是由胆道微小结石引起的,这种微小结石的成分主要是胆红素颗粒,其形成与肝硬化、胆汁淤积、溶血、酗酒、老龄等因素有关。微小结石的特点是:①大小不超过 3~4mm,不易被 B 超发现;②胆红素颗粒的表面很不规则,一旦进入胰管,容易损伤胰管而引起炎症和感染;③胆石的大小与急性胰腺炎的危险性呈反比,微小胆石引起的急性胰腺炎比大结石引起的急性胰腺炎更为严重。若临床上怀疑此病,可做急诊内镜逆行胰胆管造影(ERCP)或十二指肠引流,将收集到的胆总管内的胆汁进行显微镜检查,即可明确诊断。

2.高脂血症　　近年来高脂血症引起胰腺炎明显增多,尤其是体型肥胖伴有高血脂、脂肪肝和家族性高血脂病史的患者。目前认为高脂血症胰腺炎的发生与血胆固醇无关,而与血三酰甘油(TG)密切相关。血三酰甘油在 5.65~11.30mmol/L 之间,且血清呈乳状的胰腺炎称为高三酰甘油血症性胰腺炎。脂蛋白酶(LPL)是内、外源性脂肪代谢的关键酶,可将乳糜微粒和极低密度脂蛋白中的三酰甘油水解成甘油和脂肪酸,对血三酰甘油的清除起着重要作用。家族性 LPL 缺乏或家族性脂蛋白 CII(ApoCII)缺乏可导致机体脂代谢障碍,引起血三酰甘油水平的增高。

3.酗酒或暴饮暴食　　患者以男性青壮年为主,暴饮暴食和酗酒后,可因大量食糜进入十二指肠、酒精刺激促胰液素和胆囊收缩素释放而使胰液分泌增加,进而引起乳头水肿和肝胰壶腹括约肌痉挛,最终导致重症急性胰腺炎发病。

4.其他病因　　如壶腹乳头括约肌功能不良、药物和毒物、逆行性胰胆管造影(ERCP)后、十二指肠乳头旁憩室、外伤、高钙血症、腹部手术后、胰腺分裂、壶腹周围癌、胰腺癌、血管炎、感染(柯萨奇病毒、腮腺炎病毒、获得性免疫缺陷病毒、蛔虫症)、自身免疫(系统性红斑狼疮、干燥综合征)、α_1-抗胰蛋白酶缺乏症等。

三、发病机制

1.胰腺的自身消化　　重症急性胰腺炎的发病机制主要是胰液对胰腺及其周围组织自身消化的结果。正常人胰液在体内不发生自身消化,是因为有几种防御机制:①胰管上皮有黏多糖保护层;②胰腺腺泡有特异的代谢功能,可阻止胰酶侵入细胞内;③进入胰腺的血流中有中和胰酶的物质等。此外,胰蛋白酶等大部分胰酶在分泌时以不激活的状态存在,即以酶原的形式存在,此时无自身消化作用。上述的正常防御功能遭到破坏,如胰管阻塞、刺激胰酶分泌的作用突然增加、感染的胆汁或十二指肠液侵入腺泡等因素,均可导致胰管内压增加、腺泡破裂,暴发性地释放出所有胰酶,包括蛋白酶、脂肪酶和淀粉酶等,从而造成了胰酶的自身消化。

此外,在急性胰腺炎时许多酶系统也被激活:①胶原酶可使炎症扩散;②弹性硬蛋白酶可损害血管壁,引起出血;③蛋白水解酶复合体可使组织坏死进一步蔓延、扩散;④脂肪酶可以使胰周脂肪组织(如肠系膜根部、小网膜囊、腹膜后间隙、肾床、主动脉两侧、盆腔等)形成脂肪坏死区,钙离子和坏死的脂肪结合形成皂化斑,这是血钙下降的原因之一。同时,胰腺本身的坏死组织分解溶化后可产生血管活性物质,如血管舒缓素、激肽及前列腺素等,使周围血管张力降低,加上胰周大量液体渗出、血容量锐减、血压下降均可进一步造成循环功能紊乱以及肾脏损害。此外,坏死毒素中尚有心肌抑制因子和休克肺因子,可以引起心、肺功能的损害。各器官功能障碍还可涉及肝脏和中枢神经系统等,所有这些病变统称为"酶性休克"。

2.细胞因子在致病中的作用　　炎性细胞因子在急性胰腺炎导致的全身性炎症中起重要作用。在急性胰腺炎中炎性细胞因子互相关联和累积,可导致血管渗漏、低血容量、多系统器官衰竭等危象的发生。研究证明,急性胰腺炎受损的胰腺组织作为抗原或炎症刺激物,激活了巨噬细胞而释放出炎症介质,造成细胞因子网络和免疫功能紊乱,很可能就是急性胰腺炎易于从局部病变迅速发展为全身炎症综合征(SIRS)以及多系统器官衰竭的重要原因。2008年Perejaslov报道重症急性胰腺炎合并脓毒败血症的患者,其免疫功能及激素水平均发生变化,54.3%的患者因血中胰岛素和C肽减少而发生高血糖;47.3%的患者早期皮质醇含量增高,当合并脓毒败血症时,其中的67.3%患者出现皮质醇及T淋巴细胞活性下降,免疫应答细胞减少。脓毒败血症时补体系统的连锁反应可激活产生$C3a$、$C4a$、$C5a$等过敏毒素,这些毒素均使血管渗透性增加,促进细胞因子释放,TNF、IL-1、IL-6、IL-8和PAF等增多。因而认为检测血液中此类细胞因子的浓度,有助于判断胰腺病变的严重程度、病情的发展和预后等。与此同时,急性胰腺炎患者也存在一些保护性细胞因子和内生性细胞因子拮抗剂,主要有:IL-2、IL-10、可溶性 TNF 受体(STNFR)和 IL-1 受体拮抗剂(IL-1ra),这些因子可用于治疗重症急性胰腺炎,减轻胰腺和其他脏器的损伤,缓解病情,改善预后,降低死亡率。

近年来人们注意到白细胞及其代谢产物,如细胞质、弹性蛋白酶等酶类物质和氮氧化合物等在加重胰腺的炎症反应中可能起一定作用,可导致多系统并发症的发生,同时还注意到微循环障碍可能是引起胰腺坏死的重要因素。

四、临床特征

1.腹痛　腹痛是重症急性胰腺炎的主要临床表现之一,持续时间较长,如有渗出液扩散入腹腔内可致全腹痛。少数患者,尤其是年老体弱者可无腹痛或仅有轻微腹痛,对于这种无痛性重症急性胰腺炎应特别警惕,很容易漏诊。

2.黄疸　如黄疸呈进行性加重,又不能以急性胆管炎等胆道疾病来解释时,应考虑有重症急性胰腺炎的可能。

3.休克　常有不同程度的低血压或休克,休克既可逐渐出现,也可突然发生,甚至在夜间发生胰源性猝死,或突然发生休克而死亡。部分患者可有心律不齐、心肌损害、心力衰竭等。

4.高热　在急性胰腺炎感染期,由于胰腺组织坏死,加之并发感染或形成胰腺脓肿,患者多有寒战、高热,进而演变为败血症或真菌感染。

5.呼吸异常　早期可有呼吸加快,但无明显痛苦,胸部体征不多,易被忽视。如治疗不及时,可发展为急性呼吸窘迫综合征。

6.神志改变　可并发胰性脑病,表现为反应迟钝、谵妄,甚至昏迷。

7.消化道出血　可并发呕血或便血。上消化道出血多由于急性胃黏膜病变或胃黏膜下多发性脓肿所致;下消化道出血多为胰腺坏死穿透横结肠所致。

8.腹水　合并腹水者几乎都为重症急性胰腺炎。腹水呈血性或脓性,腹水中的淀粉酶常升高。

9.皮肤黏膜出血　患者的血液可呈高凝状态,皮肤黏膜有出血倾向,常有血栓形成和局部循环障碍,严重者可出现弥散性血管内凝血(DIC)。

10.脐周及腰部皮肤表现　部分患者的脐周或腰部皮肤可出现蓝紫色斑,提示腹腔内有出血、坏死以及血性腹水。脐周出现蓝紫色斑者称为 Cullen 征,腰部皮肤出现蓝紫色斑者则称为 Grey-Tumer 征。

五、辅助检查

1.血、尿淀粉酶　一般急性胰腺炎患者的血、尿淀粉酶均呈 3 倍以上的升高，若在升高的基础上又突然明显降低，则提示预后不良。

2.血清正铁血红蛋白(MHA)、C 反应蛋白(CRP)　当腹腔内有游离血液存在时，MHA 可呈现阳性，有助于重症急性胰腺炎的诊断。坏死性出血性肠炎、肠系膜血管阻塞时也可以出现 MHA 阳性，应注意鉴别。发病 72h 后 CRP>150mg/L，提示胰腺组织坏死。

3.血常规、血气分析、生化指标　血常规 WBC>$12.0×10^9$/L，血气 pH<7.3，BE<-3，伴发 ARDS 时氧分压<60mmHg，生化指标乳酸>2.0mmol/L，低钙血症(血钙<1.87mmoL/L)，伴发急性肾衰竭时 Scr>176.8μmol/L，伴发凝血功能障碍时 PT、APTT 时间均延长。

4.腹部 X 线平片　如有十二指肠或小肠节段性扩张或右侧横结肠段充气梗阻，常提示有腹膜炎及肠麻痹的存在。前者称为警哨肠曲征，后者称为结肠切割征，多与重症急性胰腺炎有关。

5.B 超　可发现胰腺明显肿大、边缘模糊、不规则、回声增强、不均匀等异常，胰腺中还可有小片状低回声区或无回声区。

6.CT　是诊断重症急性胰腺炎的重要手段，准确率可达 70%～80%。可显示胰腺和胰后的图像。重症急性胰腺炎可见肾周围区消失、网膜囊和网膜脂肪变性、密度增厚、胸腔积液、腹水等病变。根据炎症的严重程度分级为 A～E 级。A 级：正常胰腺。B 级：胰腺实质改变，包括局部或弥漫的腺体增大。C 级：胰腺实质及周围炎症改变，胰周轻度渗出。D 级：除 C 级外，胰周渗出显著，胰腺实质内或胰周单个液体积聚。E 级：广泛的胰腺内、外积液，包括胰腺和脂肪坏死、胰腺脓肿。D～E 级：临床上为重症急性胰腺炎。

六、诊断思路

(一)诊断

具备急性胰腺炎的临床表现和生化改变，且具下列之一者：局部并发症(胰腺坏死、假性囊肿、胰腺脓肿)，器官衰竭；Ranson≥3，APACHE Ⅱ 评分≥8，CT 分级为 D、E。

有助于重症急性胰腺炎的诊断：①有暴饮、暴食、外伤、手术、肾衰竭等诱导因素；②原有胆道疾患，突然发生持续性上腹部剧痛，并且血象和尿素氮明显升高，血钙低于正常;③凡病情危重、有黄疸和休克的急腹症,或原因不明的急腹症患者,都应做血、尿淀粉酶检查;④对诊断不明的可疑病例,除常规进行 B 超检查外,尚须进一步做诊断性腹腔穿刺检查,如发现腹水为血性、无臭味,镜检主要成分为红细胞、正铁血红蛋白升高、多核细胞增多、涂片无细菌,腹水中的淀粉酶升高,则应考虑为重症急性胰腺炎;⑤病情复杂、诊断不能明确的急腹症患者,经内科治疗后病情仍无好转,甚至恶化,则应在 12~24h 内行急诊手术,通过剖腹探查明确诊断。

(二)并发症

1.全身并发症　包括 ARDS、急性肾衰竭、心肌损伤、凝血功能障碍、胰性脑病、肠梗阻、消化道出血等。

2.局部并发症

(1)急性液体积聚:发生于病程早期,胰腺内或胰周或胰腺远隔间隙液体积聚,并缺乏完整包膜。

(2)胰腺坏死:增强 CT 检查提示无生命力的胰腺组织或胰周脂肪组织。

(3)假性囊肿:有完整非上皮性包膜包裹的液体积聚,内含胰腺分泌物、肉芽组织、纤维组织等。多发生于急性胰腺炎起病 4 周以后。

(4)胰腺脓肿:胰腺内或胰周的脓液积聚,外周为纤维囊壁。

(三)鉴别诊断

1.急性胆囊炎、胆石症　急性胆囊炎、胆石症与重症急性胰腺炎有相似之处,但两者还是有明显的区别。急性胆囊炎、胆石症的疼痛多位于右上腹,并向右肩部放射,常有反复发作史,多伴有畏寒、发热、寒战及黄疸;而重症急性胰腺炎的疼痛多位于上腹部,疼痛较急性胆囊炎或胆石症更为剧烈,且向左侧腰部放射,疼痛一般不能被镇痛解痉剂所缓解。重症急性胰腺炎的血、尿淀粉酶常升高,而急性胆囊炎、胆石症患者的血、尿淀粉酶多正常,若为胆源性胰腺炎,临床上则更难鉴别,常在手术中方能明确诊断。

2.消化性溃疡急性穿孔　本病与急性胰腺炎的鉴别诊断比较困难,但典型的胃、十二指肠溃疡穿孔患者多有慢性溃疡病史,穿孔前有时间长短不一的消化性溃疡发作症状,并且有突然出现的全腹痛,体格检查可发现腹壁呈板状腹,肝浊音界缩小或消失,肠鸣音消失,X 线检查可见膈下游离气体,血、尿淀粉酶正常,腹腔穿刺的抽出液内偶可见有食物残渣。

3.胆道蛔虫症　突然发病,多见于儿童及青壮年,上腹部剑突下的钻顶样疼痛,疼痛的发作与缓解无规律性。主要临床特点为症状严重,但体征轻微,血、尿淀粉酶正常,若合并有急性胰腺炎,则淀粉酶可升高。

4.肠系膜血管栓塞　腹痛多位于中腹部,疼痛不如急性胰腺炎严重,但腹胀较急性胰腺炎明显,肠管坏死后腹痛可缓解或消失,有时伴有休克。

5.急性肠梗阻　常有剧烈的腹痛,并伴有呕吐,淀粉酶可升高,特别是高位绞窄性肠梗阻。肠梗阻患者腹痛的阵发性加剧较重症急性胰腺炎更为明显,腹痛时伴有肠鸣音亢进,呕吐后腹痛即可缓解。腹部检查可见肠型,腹部 X 线检查可见肠腔有多个气液平面。

6.急性肾绞痛　急性胰腺炎有时需与左肾及左输尿管结石相鉴别,由泌尿系统结石引起的肾绞痛多为阵发性绞痛,向会阴部放射,并合有血尿、尿频、尿急、尿痛等尿路刺激症状。

7.心肌梗死　由于重症急性胰腺炎常有心血管系统的损害,心电图上也可出现心肌梗死样改变,故与冠状动脉粥样硬化性心脏病、心肌梗死的鉴别十分重要。心肌梗死多有冠心病史,胸前有压迫感和胸闷,心电图常有各种心肌梗死表现,肌酸磷酸激酶升高,多无急腹症表现。

七、救治方法

重症急性胰腺炎的诊治工作应尽可能在重症监护病房(ICU)中进行,并采取积极有效的措施,以阻止病情的进一步恶化,尽力挽救患者的生命。重症急性胰腺炎的治疗包括禁食,胃肠减压,止痛,补充水、电解质,纠正酸碱平衡失调,预防和控制感染,抑制胃液和胰液的分泌,器官功能维护等,必要时手术治疗。

1.液体复苏　发病早期重症急性胰腺炎患者常存在液体不足。方法:①在血流动力学监测指导下,进行液体复苏,早期达到复苏目标;②中心静脉压(CVP)8～12mmHg;③平均动脉压>65mmHg;④尿量>0.5ml/(kg·h);⑤中心静脉或混合静脉血氧饱和度(SvO_2)>0.70。若 CVP 达 8～12mmHg,SvO_2<0.70,则根据血红蛋白浓度,输注浓缩红细胞比容到达 0.30 以上。若 SvO_2 仍然低于 0.70,则给予多巴酚丁胺以达到复苏目标;⑥血管活性药物应用的指征:如果出现严重威胁生命的低血压,在积极液体复苏的同时,早期开始应用升压药;或者经过积极的液体复苏,平均动脉压仍然低于 60mmHg 时用升压药。升压药首选去甲肾上腺素。

2.解痉镇痛　重症急性胰腺炎时的腹痛可使胰腺分泌增加,加重壶腹括约肌痉挛,使业已存在的胰管或胆管内压力进一步升高。剧烈的腹痛还可引起或加重休克状态,甚至导致胰、心反射而发生猝死,因此迅速而有效地缓解腹痛有着十分重要的意义。止痛的方法:麻醉剂或患者控制麻醉法(PCA)、丁溴东莨菪碱、硫酸镁等。

3.胰酶抑制剂　加贝酯（FOY）为目前临床应用比较广泛的一种人工合成胰酶抑制剂，是从大豆中提取的小分子胰酶拮抗剂。对胰蛋白酶、缓激肽、纤维蛋白溶酶、磷脂酶C、凝血酶、磷脂酶A$_2$均有抑制作用，还有松弛壶腹括约肌、增加肝血流量、降低肺动脉压的作用，临床应用能缓解症状，降低死亡率。

4.生长抑素　生长抑素已广泛用于重症急性胰腺炎的治疗，它能改善临床症状、减少并发症、降低死亡率，对胰瘘和肠瘘也有较好的疗效。

5.预防和治疗感染　重症急性胰腺炎发生后感染率迅速上升，病情进一步加重，为此可常规使用有效的抗菌药物。对抗菌药物的选择应注意以下几点：①要能保持抗菌药物在血液、胰液和胰组织中的浓度，该浓度足以抑制引起胰腺感染的致病菌，也可预防和控制胰腺周围、肺、肝等处的感染；②要具有透过血—胰屏障的性能，一般来说，脂溶性高、亲水性小的抗生素比较容易透过血—胰屏障，能在胰液及胰腺组织内达到有效的高浓度，如头孢拉定、头孢噻肟，喹诺酮类的环丙沙星、氧氟沙星以及甲硝唑、泰能等均属此类药物；③抗生素与血清蛋白结合率越低，游离抗生素的浓度越高，胰腺中药物的浓度也就越高；④抗生素的pH越高，其在胰腺组织中有效浓度就越高。

6.腹腔灌洗　属于非手术疗法，是抢救重症急性胰腺炎患者生命的重要措施，对缓解症状、控制感染和治疗多系统器官衰竭等严重并发症有良好的疗效。在施行灌洗治疗时有几点需要注意：①宜早不宜晚，应在确诊后48h内进行，施行过晚炎性渗出物已在胰周、肠袢之间形成了蜂窝样分隔，影响灌洗效果；②要充分，每次灌洗时患者须平卧，以便灌洗液充分流入腹腔各个部位，特别是胰周、膈下和结肠旁沟，可尽早、尽快地将含酶、含毒素的腹水及胰腺坏死碎屑冲洗干净，这对阻止病变发展、缓解病情十分重要；③根据血生化检测指标增减加入灌洗液中的电解质、抗生素、葡萄糖等，一般不加抗凝剂以免加重出血。

7.持续血液净化治疗　适应证：①伴急性肾功能衰竭，或尿量＜0.5ml/（kg·h）；②早期伴2个或2个以上器官功能障碍者；③早期高热（39℃以上），伴心动过速、呼吸急促，经一般处理效果不明显者；④伴严重水、电解质紊乱者；⑤伴胰性脑病者，或毒性症状明显者。

8.机械通气和氧疗　所有患者入院后，均应在血气检查后进行氧疗。呼吸次数＞35次/分，并且氧分压＜70mmHg或二氧化碳分压＞60mmHg的患者可以考虑机械通气。

9.中药治疗　早期应用通里攻下中药，如大承气汤等对多系统器官衰竭有一定的预防作用。通里攻下的中药如大黄等有恢复肠蠕动、保护肠黏膜屏障功能，能减少肠源性感染及肠源性内毒素血症的发生;大黄还具有减轻胰腺出血与坏死的程度、抑酶、抑菌、导泻、解除壶腹括约肌痉挛等作用。清热解毒及活血化瘀类中药则具有改善腹腔脏器的供血、减少炎性渗出、促进炎症消散及减少脓肿形成等作用。

10.CT 引导下经皮导管引流术　以往重症急性胰腺炎一旦发生感染,首选的治疗方法是手术治疗,但手术治疗的死亡率高,特别是在脓毒败血症合并多系统器官衰竭的情况下,手术的风险极大。因此,对此类患者行非手术治疗是一种重要的可供选择的方法,CT 引导下经皮导管引流术即为其中之一。患者发病后 24～48h 内做增强 CT,以明确胰腺的坏死部位与面积;在 CT 引导下经腹腔放置 10～28F 的导管,导管放置后先抽尽腹腔内的液体,然后用生理盐水或甲硝唑冲洗,尽可能把坏死的碎屑和渗出物冲洗干净,以后每 8h 冲洗 1 次,必要时更换不同型号的引流管。当 24h 引流量＜10ml,CT 证实坏无效腔已消失且无瘘管存在时即可拔管。本法治疗感染性重症急性胰腺炎安全有效,需患者与经治医师的耐心与信心。目前也采用 B 超引导下进行经皮穿刺引流,这种方法可能更为实用。

11.营养支持　重症急性胰腺炎患者可出现严重的代谢功能障碍,同时处于高代谢状态,蛋白质和热量的需要明显增多。肠内营养能使肠黏膜维持正常细胞结构和细胞间连接以及绒毛高度,使肠黏膜的机械屏障不至受损,肠道固有菌群正常生长,维持了生物屏障作用;同时肠道菌丛正常生长,维持了肠道菌群的恒定,并有助于肠道细胞正常分泌 S-IgA。近年来有学者主张行早期肠内营养支持,发现重症急性胰腺炎发病 48～72h 内行肠内营养是安全、可行的,并能降低脓毒症的发生。因此在重症急性胰腺炎早期要努力恢复肠内功能,贯彻"如果肠内有功能,就应使用肠道"的原则。对于无法早期应用肠内营养的重症急性胰腺炎患者,早期行全胃肠外营养也是必要的。一般来说完全胃肠外营养可为患者提供全面的营养素,达到早期营养支持的目的,在患者的水、电解质紊乱和酸碱平衡失调得到纠正后即可使用。静脉输注脂肪乳剂是安全的,但高脂血症(特别是高三酰甘油血症)者忌用。待患者胃肠蠕动功能恢复、腹胀消失后即可进行完全胃肠内营养。

12.胰腺假性囊肿的处理　急性胰腺炎后合并胰腺假性囊肿的患者中,有25%～50%的囊肿可自行消失。但直径超过 5cm、存在的时间在 6 周以上的假性囊肿可能会发生感染、出血、破裂等并发症,因此应进行减压治疗。可在 B 超、CT 引导下进行穿刺引流,也可使用内镜进行囊肿—胃吻合术或囊肿—十二指肠吻合术,通过在假性囊肿和胃之间插入双面猪尾巴导管进行引流。3～4 周后复查 CT,如囊肿已闭合,即可拔除引流导管。如果 ERCP 中发现造影剂能进入假性囊肿内,说明囊肿与胰管是相通的,此时可通过主胰管把导丝插入囊肿内进行减压治疗,但此法有一定的难度和风险,可造成胰腺的继发感染与坏死等不良后果,须慎重使用。

13.手术治疗　　早期采取以维护器官功能为目的的非手术治疗,无菌性坏死采用非手术治疗,胰腺和(或)胰周坏死合并感染宜行手术治疗。术中有限制地清除坏死组织,术后在胰周和腹膜后用双套管持续冲洗引流,尽量去除腹膜后坏死组织和渗出物。

八、最新进展

1.糖皮质激素　　重症急性胰腺炎的发生与多种炎性介质有关,而核因子-κB(NF-κB)在调控炎性介质基因表达方面起着重要作用。NF-κB的活化可能是重症急性胰腺炎重要的细胞内早期事件,糖皮质激素(地塞米松)抑制NF-κB活化,增加抑制蛋白IKB表达,继而可抑制炎症细胞因子的转录、合成,限制炎症反应。临床上大剂量激素作为非特异性治疗方法,在减轻全身炎性反应方面起到良好的效果。

2.高渗盐水　　7.5%高渗盐水(HS)能提高机体血容量,改善微循环,增强心脏功能,改善血流动力学,减轻血管内皮细胞肿胀及肺泡内皮细胞肿胀,减少组织器官瘀血和水肿,减轻全身炎症反应。

3.细胞因子和血管活化因子拮抗剂——昔帕泛　　可有效减轻症状,减少器官衰竭的发生,降低死亡率。

4.乌司他丁　　对胰蛋白酶、α_2-糜蛋白酶、透明质酸酶等有抑制作用;能抑制炎性介质、溶酶体酶的释放,具有稳定溶酶体膜、清除氧自由基等作用,对轻型和重型胰腺炎均有较好的疗效,不良反应少。

5.钙通道阻断剂　　维拉帕米、心痛定等具有扩张血管、改善胰腺血供、防止胰腺腺泡细胞钙超载而起保护作用。可阻止胰腺炎由轻型向重型的发展,限制胰腺坏死,改善急性胰腺炎的预后。

第七章　内分泌系统急症

第一节　糖尿病酮症酸中毒

一、基本概念

糖尿病(DM)是一组常见的以葡萄糖和脂肪代谢紊乱,血浆葡萄糖水平增高,糖尿、葡萄糖耐量降低及胰岛素释放试验异常为特征的代谢内分泌疾病。糖尿病的基本病理生理为:绝对或相对胰岛素分泌不足和胰高血糖素活性增高引起的代谢紊乱。临床上早期无症状,症状期典型者可出现多尿、多饮、多食和体重减轻,临床上常称"三多一少"症。久病者常伴发心、脑、肾、眼及神经病变,严重病例或应激时可发生糖尿病酮症酸中毒(DKA)、高渗性高血糖状态(HHS)和糖尿病乳酸性酸中毒(LA)而威胁生命。本病多见于中老年人,患病率随年龄而增长,至60岁达高峰。

DKA是糖尿病最常见的急性并发症之一,也是内科的常见急诊之一。DKA是糖尿病患者在多种诱因作用下,胰岛素绝对或重度缺乏,升糖激素不适当增多,导致糖代谢紊乱、体内脂肪分解加速、酮体产生过多并在血中堆积、酸碱平衡失调,出现高血糖、酮症、代谢性酸中毒和脱水为主要表现的临床综合征。严重者可有多脏器病变,如脑水肿、肾功能不全、休克、昏迷。DKA在1型和2型糖尿病患者中均可发生,每年有3%～4%的1型糖尿病患者发生DKA,2型糖尿病在急性感染等应激状态下也可发生。在1921年胰岛素临床应用前,DKA是糖尿病主要死亡原因,死亡率高达90%。其主要死因是休克、心律失常、脑水肿及严重感染等。随着抗生素的应用及补液纠正脱水,死亡率降至20%以下。近20多年,随着标准化DKA治疗方案的实施,死亡率逐渐下降,但在老年患者以及合并有危及生命的严重疾病者,死亡率仍较高,因此尽早诊断和治疗DKA在临床上有很重要的意义。

二、常见病因

1. 糖尿病患者未得到及时诊断和治疗者　有些糖尿病以 DKA 为首发表现。

2. 糖尿病合并应激状态者　包括严重感染、急性心脑血管病、急性胃肠疾病、创伤、手术、妊娠、分娩等。

3. 药物因素

(1) 降糖药物应用不规范。糖尿病患者突然中断胰岛素治疗或胰岛素剂量不足(胰岛素泵应用患者要注意胰岛素泵故障)。

(2) 某些影响糖代谢药物的应用。糖皮质激素、噻嗪类利尿剂、多巴酚丁胺、第二代神经镇静剂等。

4. 饮食不当和心理障碍　是 1 型糖尿病患者 DKA 反复发作的重要因素。

三、发病机制

DKA 主要发病原因是血中胰岛素绝对或重度不足,同时多种反向调节激素过多(如高血糖素、儿茶酚胺、皮质激素、生长激素等)。由于这些激素水平的变化而致肝葡萄糖生成增加、外周组织对葡萄糖的利用降低,导致高血糖;脂肪组织分解为游离脂肪酸,释放入血液,并在肝脏氧化分解产生酮体,包括 β-羟丁酸、乙酰乙酸和丙酮,从而造成酮血症、酮尿及代谢性酸中毒;尿糖增高引发渗透性利尿,从而使机体脱水、失钠、失钾等。

1. 胰岛素缺乏伴高血糖　酮症酸中毒时,由于胰岛素缺乏,肝脏生成葡萄糖迅速增加(糖原分解和糖异生),并且周围组织对葡萄糖的利用减少(糖酵解、脂肪酸和糖原合成)是高血糖的主要原因。血浆葡萄糖浓度超过肾糖阈(10mmol/L),则尿中出现葡萄糖。尿中葡萄糖含量越多,尿量亦越多,高渗性利尿使血容量减少,血糖浓度更显升高。

2. 高酮血症及代谢性酸中毒　正常情况下,脂肪酸在心肌和骨骼肌中可以彻底氧化,生成二氧化碳与水,并提供能量。正常血浆酮体浓度为 3～50mg/L,其中 30％为乙酰乙酸,70％为 β-羟丁酸,丙酮极少量。胰岛素重度缺乏时,脂肪分解加速,生成大量脂肪酸。脂肪酸涌进肝脏,但不能彻底氧化,而生成大量酮体,酮体在血循环中的浓度显著升高,超过肾小管的重吸收率,尿中就出现酮体,称为酮尿。血浆中乙酰乙酸和 β-羟丁酸大量增加,使血浆 pH 下降,二氧化碳结合力(CO_2CP)也明显降低,表现为代谢性酸中毒。

3. 脱水及电解质紊乱　高血糖及高酮血症引起高渗性利尿,尿量增加,水分丢失;严重时,脱水可达体重的 10%。酮体排出时是与钾、钠离子结合成盐类从尿中排出的,因此血浆中钾、钠离子减少。酮症酸中毒时,食欲减退、恶心、呕吐,使钾的丢失更为显著。脱水严重时,血液浓缩,血容量减少,尿量减少,血钾和血钠的测定值可能不低,但总体钾、钠仍然是低的。

四、临床特征

DKA 起病急,根据酸中毒程度可分为轻度、中度及重度。轻度(糖尿病酮症)是指仅有酮症而无酸中毒;中度(糖尿病酮症酸中毒)是指酮症伴酸中毒;重度(糖尿病酮症酸中毒昏迷)是指糖尿病酮症酸中毒伴昏迷,或虽无昏迷但是 CO_2CP 低于 10mmol/L 者。典型重症 DKA 表现如下。

(一)症状

1.**"三多一少"症状加重或首次出现**　多数患者起病时有多尿、多饮、多食和体重减轻,乏力等糖尿病症状加重或首次出现,如未及时诊治病情可恶化。

2.**胃肠道症状**　厌食、恶心、呕吐,严重时可有胃肠道出血。少数患者可有急性腹痛,腹肌紧张并压痛,其原因可能由酮症本身或胃肠道原发病引起。当代谢紊乱纠正后 DKA 所致的腹痛即可缓解。

3.**意识障碍**　轻者可有精神萎靡、头痛,重者出现烦躁或嗜睡,甚至昏迷。造成脑功能障碍的主要原因是严重脱水、血浆渗透压升高、酸中毒和脑组织缺氧。

4.**诱因表现**　多种诱因可有相应临床表现,如急性心肌梗死,临床上需注意认真鉴别,以免与 DKA 相混淆或被掩盖而导致误诊误治。

5.**其他表现**　酸中毒可导致心收缩力下降,诱发心力衰竭;肾衰时少尿或无尿;部分患者可有发热,病情严重者体温下降,甚至降到 35℃ 以下,这可能与酸血症血管扩张和循环衰竭有关;尚有少数患者可因 6-磷酸葡萄糖脱氢酶缺乏而产生溶血性贫血或黄疸。

(二)体征

1.**皮肤黏膜**　当脱水达体重的 5% 时,可出现脱水体征。表现为皮肤黏膜干燥,弹性降低,舌干而红,眼球及脸颊凹陷。

2.**心血管系统**　脱水量超过 15% 时,可有循环衰竭。包括出现心率加快、脉搏细弱、心音减弱、体温下降等,甚至出现休克。

3.**呼吸系统**　可呈深而快的 Kussmaul 呼吸,呼出气体呈酮味——烂苹果味。

4.**神经系统**　可有中枢神经系统功能障碍:神志淡漠、恍惚,甚至昏迷,严重者可导致死亡;低血钾时可有腱反射消失,甚至有麻痹性肠梗阻的表现。

五、辅助检查

1.尿常规 尿糖、尿酮定性多为强阳性,当肾糖阈升高时,尿糖、尿酮也可减少甚至阴性。因为机体缺氧,乙酰乙酸被还原为 β-羟丁酸,尿酮也可呈阴性;缺氧解除,则 β-羟丁酸转为乙酰,乙酸酮体反应又呈阳性。尿中也可出现蛋白、管型,如合并泌尿系统感染,也可见白细胞和红细胞。

2.血糖 DKA 患者血糖一般在 16.7～33.3mmol/L,若血糖超过33.3mmol/L,则多伴有高渗状态或肾功能受损。由于大量饮水和胰岛素的使用,部分患者血糖可不高。

3.血酮 血酮大于 4.8mmol/L(50mg/dL)时,β-羟丁酸占 60％～75％,其次为乙酰乙酸,丙酮少于 10％。我们通常使用的酮体检测试剂——硝普盐主要检测乙酰乙酸,应用某些药物可致假阳性,如卡托普利、青霉胺。

4.电解质 血液浓缩,血钠、氯、钾可以正常或升高,但总量是减少的。胰岛素应用和酸中毒纠正以后,钾离子向细胞内转移,血钾开始降低,甚至出现低钾血症。

5.血尿素氮(BUN)、血肌酐(Scr) DKA 患者 BUN、Scr 轻、中度升高,是由于血容量下降、肾脏灌注不足、蛋白分解增加所致。BUN 与 Scr 升高常常不成比例,经治疗后仍高者提示肾功能受损。

6.酸碱失衡 DKA 常出现代谢性酸中毒,属于高阴离子间隙性酸中毒,患者血 CO_2CP 和 pH 值下降,碱剩余减少,阴离子间隙增高[$AG = Na^+ - (Cl^- + HCO_3^-)$],有些患者由于严重呕吐、使用利尿剂、补碱过多,可合并存在碱血症。

7.其他检查

(1)血常规:白细胞总数、中性粒细胞可升高,可能由于感染、应激或血液浓缩所致。即使没有感染,患者也可以出现明显的白细胞总数和中性粒细胞数量增加,如白细胞总数大于 $25×10^9/L$ 提示合并感染。

(2)血脂:部分患者可有血脂紊乱,血游离脂肪酸、甘油三酯、脂蛋白可升高。

(3)胰酶:16％～25％的患者合并淀粉酶和脂肪酶轻、中度增高,治疗一周后多恢复正常。假如显著升高或持续不降或同时伴有明显腹痛,提示可能合并胰腺炎,应注意鉴别。

(4)腹部影像学检查:可以发现胰腺的变化。有些患者可以显示出急性胰腺炎的典型表现,CT 检查更易发现。

六、诊断思路

(一)DKA 的诊断

1.病史　有以下病因或诱因,如①有或无糖尿病病史均可发生 DKA;②糖尿病患者突然中断胰岛素治疗或胰岛素剂量不足;③糖尿病合并应激状态,包括严重感染、急性心脑血管病、创伤、手术或严重感染、分娩等;④应用有关诱发 DKA 的药物。

2.临床表现　酮症酸中毒的症状及体征。

3.辅助检查　①血糖升高,血渗透压正常或略高;②尿酮阳性、血酮升高是 DKA 的确诊依据之一;③代谢性酸中毒。

(二)DKA 分类

1.轻度　指仅有糖尿病酮症而无酸中毒;

2.中度　指糖尿病酮症伴酸中毒;

3.重度　指糖尿病酮症酸中毒伴昏迷,或虽无昏迷但有以下表现:①临床表现有重度脱水、Kussmaul 呼吸;②血 $pH < 7.1$,$CO_2CP < 10mmol/L$;③血糖 $> 33.3mmol/L$,伴有血浆渗透压升高;④出现血钾过高或低钾血症等电解质紊乱征象;⑤血尿素氮和肌酐持续升高。

(三)鉴别诊断

1.DKA 需与其他糖尿病急性代谢紊乱,如 HHS、LA 以及低血糖昏迷相鉴别。

2.尿酮体阳性,需与饥饿性酮尿相鉴别,因较长时间饥饿使脂肪分解加速,也可形成酮症。妊娠呕吐、幽门梗阻所致的呕吐等亦可引起酮尿。

3.酮症酸中毒严重者出现神志障碍,要与脑卒中等所致的昏迷鉴别。

DKA 也可合并急性脑血管病、感染性休克等其他疾病,或因其他疾病诱发酮症酸中毒等,应注意鉴别。一般通过询问病史、体格检查,化验尿糖、尿酮、血糖、血酮及二氧化碳结合力、血气分析等,可明确诊断。

七、救治方法

1.酮症治疗　如果患者仅有酮症而无酸中毒的表现,提示疾病处于代偿期。此时,只需给予足量的胰岛素即可。一般采用小剂量速效或超短效胰岛素皮下注射,1～3U,每小时一次;或者 4～6U,每两小时一次。应同时鼓励患者多饮水,并根据血糖、尿酮体等检查结果,适当调整岛素剂量。持续 2～3d,若酮体消失,则可接受糖尿病常规治疗。

2.DKA 的治疗

(1)一般治疗:①检测血糖、血酮、尿常规、血 pH 及 CO_2CP、BUN、Scr、电解质、血气分析或血浆渗透压。②记 24h 出入量,并可按需取尿,监测治疗中尿糖及尿酮的变化。③昏迷患者,或有呕吐、腹胀、胃潴留、胃扩张者,应插入胃管。④按一级护理,密切观察 T、P、R、BP 四大生命指标的变化。保持呼吸道通畅,必要时吸氧。

(2)小剂量持续胰岛素治疗:①静脉或皮下给予胰岛素:先给予 0.1U/kg 的胰岛素静脉负荷量,随后成人 0.1U/(kg·h),成人通常用 5～7U/h,一般不超过 10U/h,儿童 0.25U/(kg·h)的速度持续静脉滴注,血糖下降以 4.2～5.6mmol/h 为佳。若最初 2h 内血糖下降<4.2mmol/L,在排除其他可能导致治疗无效的原因,包括酸中毒恶化和补液不足,提示有胰岛素抵抗,则胰岛素剂量加倍。或适量增加胰岛素剂量,通常每 1～2h 增加 1U 胰岛素。重度 DKA 或血糖过高>33.3mmol/L(600mg/dL)者,可予胰岛素(RI)20U 静脉注射。胰岛素泵连续皮下输入胰岛素治疗 DKA,血糖控制可更快、更平稳。②当血糖下降至 13.9mmol/L(250mg/dL)时,改用 5010 葡萄糖或糖盐水以防低血糖,胰岛素(U)与葡萄糖(g)之比为 1∶2～1∶4 给药,继续静滴,使血糖维持在 11.1mmol/L 左右,酮体阴性。③尿酮阴性时,可过渡到平日治疗剂量,但在停止静脉滴注胰岛素前 1h,应该皮下注射 8U 左右短效胰岛素,以防血糖反跳。

(3)大量补液:有利于脱水的纠正、血糖的下降和酮体的消除。①补液量:补液量按体重(kg)的 10% 估算,成人 DKA 一般失水 4～5L,严重脱水者可达 6～8L。②补液种类:开始以生理盐水为主,血糖下降至 13.9mmol/L(250mg/dL)后,应改用 5% 葡萄糖或糖盐水。如治疗前已休克,快速补液不能有效升高血压时,应输入胶体溶液,并采用其他抗休克措施。③补液速度:先快后慢,前 4h 输入总失水量的 1/3,以纠正脱水和高渗,并恢复正常的细胞代谢及功能。以后根据血压、心率、每小时尿量、末梢循环情况或根据患者心、肾功能而定。必要时检测中心静脉压,调节输液速度和量。

(4)纠正电解质紊乱:①补钾:DKA 时患者丢钾严重,胰岛素的使用和酸中毒纠正后血 pH 值升高,K^+ 进入细胞内,血容量补充后尿排钾也增加。补钾量:不宜超过 1.5g/h[20mmol/(L·h)];常用 10% 氯化钾加入生理盐水静脉输入,不可直接静脉注射;也可用磷酸钾缓冲液和氯化钾各半,以防高氯性酸中毒;还可口服氯化钾或 10% 枸橼酸钾。补钾指征及速度:低钾血症(<3.3mmol/L)可危及生命,此时应立即补钾,当血钾升至≥3.3mmol/L 时,再开始胰岛素治疗,以免发生心律失

常、心脏骤停和呼吸肌麻痹；如患者无尿或高血钾（＞6.0mmol/L），暂缓补钾；如血钾正常或降低，尿量＞40ml/h者，输液开始立即补钾；血钾＜3.5mmol/L者补钾量应增至40mmol/h（即3克氯化钾）；监测血钾，复查血钾已正常并能口服者，给予口服钾盐（如氯化钾3～6g/d），常需持续5～7d以纠正钾代谢紊乱。治疗过程中监测血钾水平、尿量及心电图，并及时调整用量，防止高血钾。②补镁：经充分补钾后，低血钾难以纠正或血镁低于0.74mmol/L（1.8mg/dL）时，如肾功能正常，可考虑补镁。将硫酸镁稀释成1‰溶液静脉点滴，肾功能不良者应酌情减量，补镁过多或过快可出现呼吸抑制，血压下降、心脏停搏，治疗时应备以10％葡萄糖酸钙，必要时静脉推注予以拮抗。

（5）适当补碱，纠正酸中毒：补充胰岛素和纠正脱水是治疗DKA的基本措施，胰岛素抑制酮体生成，促进酮体氧化，只有重度酸中毒患者需补碱。①补碱指征：血pH≤7.0者补碱。②补碱方法：5％碳酸氢钠50～100ml（1～2ml/kg），将其稀释成1.25％的等渗液静脉滴注。避免与胰岛素使用同一静脉通路，以防胰岛素效价下降。血pH≥7.2或CO_2CP≥15mmol/L时应停止补碱。

（6）其他治疗：①抗感染：DKA时体内粒细胞吞噬能力减低、抗体产生减少，机体抵抗力下降而易并发感染。应给予有效抗生素治疗，注意条件致病菌和二重感染。②抗休克：持续血压降低者，应仔细寻找病因，如是否有严重感染等。必要时输入血浆等胶体溶液扩充血容量以及采取其他抗休克措施。③防治脑水肿：当酸中毒纠正，患者反而出现神志不清，此时需警惕脑水肿可能。一经确诊需立即采取措施提高血浆胶体渗透压及脱水治疗。④防治低血糖等并发症：酸中毒纠正后，应调整好胰岛素用量，避免低血糖，并防止酮症酸中毒反复。糖尿病酮症酸中毒时，由于其严重的代谢紊乱、血容量减少、脱水、血液黏稠度增高，以及开始治疗后的反应，可并发休克、血栓形成、感染以及脑水肿，预防和治疗这些并发症是降低酮症酸中毒病死率的重要环节，应予重视。⑤支持治疗、加强护理与监护：如吸氧、导尿、心电监护、防治褥疮等。

八、最新进展

（一）糖尿病诊断标准的进展

1.糖化血红蛋白（HbA1c）水平≥6.5％作为诊断切点　根据国际糖尿病联盟2012年全球2型糖尿病指南，糖尿病诊断标准与世界卫生组织（WHO）推荐标准相同，将HbA1c水平≥6.5％作为诊断切点，2013年11月中华医学会糖尿病学分会发布的《2013年版中国2型糖尿病防治指南》（简称《指南》）中指出，在我国

HbA1c 作为糖尿病诊断切点的资料相对不足,且 HbA1c 测定的标准化程度不够,因此暂不推荐在我国将 HbA1c 作为糖尿病诊断切点。

2.2013 年《指南》其他诊断标准

(1)糖尿病神经病变诊断路径:主要依据症状和体征进行诊断,不再强调神经传导速度检测。

(2)代谢综合征诊断标准:2010 年版要求具备 4 项(BMI、高血糖、高血压、血脂紊乱)标准中的 3 项或 3 项以上。2013 年《指南》改为具备腹型肥胖(男性腰围≥90cm,女性≥85cm)、高血糖、高血压、高空腹甘油三酯、低空腹 HdL-C 这 5 项中的 3 项或 3 项以上,其中高血压标准为≥130/85mmHg(2010 年版为≥140/90mmHg),空腹 HdL-C 标准为<1.04mmol/L(2010 年版为男性<0.9mmol/L 和女性<1.0mmol/L)。

(二)糖尿病治疗的新进展

1.新型糖尿病治疗药物

(1)胰高血糖素样肽-1(GLP-1)受体激动剂:①LEAD3 研究报道了长期应用利拉鲁肽单药治疗 T2DM 的结果。研究数据显示,单药治疗 2 年后,利拉鲁肽组与格列美脲组相比,HbA1c 的降幅更大,空腹和餐后血糖控制更好。利拉鲁肽组的患者在最初治疗的 12 周内体重持续减低,并且在 2 年治疗期内体重得到保持,腰围也显著缩小。血压在两组间无明显差异。在安全性方面,利拉鲁肽主要的不良反应为恶心,但没有患者因此退出持续 2 年的治疗,低血糖发生率在利拉鲁肽组中显著降低。为了明确利拉鲁肽在亚洲 T2DM 患者中的作用,研究者在中国、韩国及印度的 T2DM 患者中开展了一项为期 16 周的随机双盲对照临床试验,以评价在二甲双胍的基础上联合应用利拉鲁肽或格列美脲治疗的有效性和安全性,结果显示,治疗 16 周时,利拉鲁肽与格列美脲均可显著改善 HbA1c,二者无明显差异。同时利拉鲁肽比格列美脲更好地降低体重和减少低血糖风险,并且有效降低收缩压。②DURATION-3 研究比较了 1 周 1 次的艾塞那肽缓释剂型与甘精胰岛素在口服降糖药的基础上联合治疗对血糖和体重的影响。结果显示,治疗 26 周时,艾塞那肽组较甘精胰岛素组 HbA1c 降低更多,且体重得到明显减轻。2011 年 ADA 年会上又发布了治疗 84 周的结果,与甘精胰岛素组相比,艾塞那肽组 HbA1c 降低幅度更大,达到 HbA1c≤6.5% 的患者比例更高,减重作用得到保持,低血糖发生率更低。③DPP-4 抑制剂:2011 年 ADA 大会上公布的一项随机对照研究纳入了 313 例 T2DM 患者,在口服二甲双胍和吡格列酮两种药物治疗血糖控制不佳的情况下,加用西格列汀治疗 26 周,HbA1c、空腹和餐后 2h 血糖均较基线明显下降。一项为期 24 周的随机双盲安慰剂对照研究,评价利格列汀在二甲双胍和磺脲类药物联合治疗血糖控制不佳的 T2DM 患者中的疗效和安全性,结果显示,与安慰剂相比,HbA1c 达标(<7%)的患者在利格列汀组更多,低血糖和其他严重不良反应的发生率无明显差异,且体重无明显增加。

GLP-1 的药物近年来在我国陆续进入临床应用。目前已在我国上市的 GLP-1 受体激动剂包括艾塞那肽和利拉鲁肽,DPP-4 抑制剂包括西格列汀、沙格列汀及维格列汀。

(2)新型胰岛素制剂:德谷门冬双胰岛素这是新一代超长效基础胰岛素与餐时胰岛素的复方制剂,其中基础胰岛素成分(占 70%)为德谷胰岛素,餐时胰岛素成分(占 30%)为门冬胰岛素。德谷门冬双胰岛素中基础和餐时胰岛素成分保持了各自的作用特点:德谷胰岛素经皮下注射后作为一个存储库缓慢解聚释放德谷胰岛素单体进入血液循环,达到超长效(>24h)作用;门冬胰岛素则起效快、持续时间短,发挥餐时胰岛素效应。这种复方制剂使基础+餐时胰岛素治疗方案更加简单易行。

2.自体造血干细胞移植　　自体造血干细胞移植是一种全新的治疗策略:向患者机体补充新的具有正常分泌功能的胰岛 β 细胞。干细胞移植作为实现这一目标的潜在方法,近年来备受关注,我国学者对此进行了积极探索。瑞金医院顾卫琼等人对 28 例 1 型糖尿病患者的研究发现,对这些患者进行自体造血干细胞移植,在移植后随访的 4～42 个月期间,有 53.6% 的患者达到完全缓解(不依赖胰岛素),完全缓解的平均时间为 19.3 个月,而且无 DKA 的患者完全缓解率明显高于 DKA 的患者。从而得出结论,自体造血干细胞移植对于 1 型糖尿病患者而言是一个长期有效的治疗手段,且对于非 DKA 起病的患者作用更加明显。

3.降糖药物的选择和治疗路径　　药物安全性、有效性和费用仍是选择治疗时考虑的关键因素,上市时间长、经过大型临床试验和其他循证医学证明具有良好安全性和有效性的药物被放在优先位置上。

(三)综合控制目标

我国 2013 年《指南》提出:空腹血糖控制目标改为 4.4～7.0mmol/L(2010 年版为 3.9～7.2mmol/L);血压控制目标改为<140/80mmHg(2010 年版为<130/80mmHg)。甘油三酯控制目标为<1.5mmol/L(2010 年版为<1.7mmol/L);合并心血管病时,低密度脂蛋白胆固醇(LdL-C)控制目标为<1.8mmol/L(2010 年版为<2.07mmol/L 或较基线降低 30%～40%);未合并心血管病,但是年龄>40 岁并有 1 种或 1 种以上心血管危险因素者,LdL-C 控制目标为<2.6mmol/L(2010 年版为<2.5mmol/L)。

第二节　低血糖症

低血糖症是血浆葡萄糖（简称血糖）低于 2.5mmol/L（血浆真糖，葡萄糖氧化酶法测定）时的一种临床状态，病因多种，临床常表现为交感神经兴奋和中枢神经系统功能障碍。但血糖低于 2.8mmol/L 时是否一定出现临床症状，个体差异较大，临床表现的严重程度取决于：①低血糖的浓度；②低血糖发生的速度及持续时间；③机体对低血糖的反应性；④年龄等。

一、病因

低血糖症病因多种，临床常分为空腹低血糖和餐后低血糖，空腹低血糖常见于：胰岛素瘤、降糖药、胰外肿瘤、卡尼汀（肉毒碱）缺乏、生长激素不足、糖原贮积病、重症肝病、严重营养不良、乙醇过量、食用荔枝过多、服抗组胺类、单胺氧化酶抑制药等。餐后低血糖常见于：特发性低血糖、胃肠手术后、半乳糖血症、果糖不耐受等。

二、发病机制

正常生理状态下，机体通过多种酶、激素和神经调控糖的消化、吸收和代谢，使血糖保持在相对稳定的正常范围内（3.3～8.3mmol/L），如果出现以下情况：①糖来源不足和消化吸收不良；②糖代谢过程中某种酶的缺陷，如果糖-1,6 二磷酸酶、丙酮酸羧化酸缺乏；③肝病使糖原贮藏、分解或糖异生减少；④拮抗胰岛素作用的激素分泌不足，如生长激素、氢化可的松、胰升糖素和肾上腺素等；⑤胰岛素等，能使血糖降低的激素过多；⑥组织消耗能量过多；⑦供给糖异生的底物不足；⑧迷走神经兴奋增强等均可使血糖降低。血糖是脑细胞能量的主要来源，短暂低血糖可导致脑功能不全，低血糖反复发作或持续较长时间的低血糖可引起永久性脑功能障碍或死亡。

三、临床表现

低血糖对机体来说是一种强烈的应激，患者表现如下。

1.交感神经和肾上腺髓质兴奋增强　常有心慌、心悸、饥饿、软弱、手足发抖、面色苍白、出汗、心率加快、血压轻度升高的症状和体征。这些症状常在饥饿或运动后出现，或多于清晨空腹或下半夜时发生，少数患者可发生于午饭前或午饭后3～4h。

2.中枢神经系统功能障碍　初始为大脑皮质受损的表现,如精神不集中、思维和语言迟钝、头晕、嗜睡、视觉障碍、幻觉、易怒、行为怪异等。病情发展可累及大脑皮质下功能,出现幼稚动作、肌肉颤动及运动障碍,癫痫样抽搐,瘫痪,肌张力低,腱反射减弱,病理征阳性,逐渐出现昏迷。但是,低血糖症时不同患者或同一患者的各次发作时的表现可以不一样。这取决于血糖下降的速度、程度和个体的反应性、耐受性。如血糖下降缓慢,可以无明显的交感神经兴奋的症状,而只表现为脑功能障碍,甚至仅以精神行为异常、癫痫样发作、昏迷为首发症状。若血糖下降较快,则多先出现交感神经兴奋的表现,然后逐渐出现脑功能障碍。在长期低血糖的患者,血糖降低的程度与临床表现有时不相称,如有时血糖为 1.1mmol/L 仍无症状,有时血糖不甚低,却出现癫痫样抽搐或昏迷。

四、辅助检查

空腹和运动促使低血糖症发作时血糖低于 2.5mmol/L,供糖后低血糖症状迅速缓解,可确诊为低血糖症。若进一步明确病因,可根据临床选做腹部、垂体 B 超或 CT、MRI 等检查。胰岛素释放指数-血浆胰岛素(μU/ml)/血浆葡萄糖(mg/dl)正常为 0.3,若升高表示胰岛素不适当分泌过多。空腹血糖降低不明显者,可用持续饥饿和运动试验诱发。

五、诊断与鉴别诊断

低血糖发作时临床表现、对治疗的反应及血糖测定结果是低血糖急诊救治时的三个重要内容。如果临床怀疑有低血糖,可以从以下几方面着手鉴别。

1.询问有无糖尿病史。如有,首先考虑降糖药物过量,昏迷者应与糖尿病酮症酸中毒和非酮症高渗性昏迷相鉴别。

2.胰岛 B 细胞瘤者,可能仅因严重的脑功能障碍来就诊。

3.餐后发病者,其血糖值下降又不多,很可能为反应性低血糖症。

4.原有肝功能障碍者,发生昏迷时,除考虑肝性脑病外,要想到有发生低血糖的可能。

5.乙醇中毒昏迷者,要严防合并低血糖症。

六、急诊处理

低血糖症轻者进食糖水或糖果后症状很快缓解。

1.重度低血糖　静脉注射 50％葡萄糖 50～100ml,必要时静脉滴注 10％葡萄糖液直至患者清醒能进食。少部分患者体内皮质醇不足,经上述处理后,意识障碍恢复较慢时,可加用氢化可的松 100mg 静滴和(或)胰高糖素0.5～1mg肌内注射。在治疗过程中注意防治脑水肿,尤其是对昏迷时间较长者,可加用脱水药。

2.降糖药过量　引起的低血糖昏迷患者,应用上述方法治疗清醒后,应鼓励患者进食,不能进食者应适当延长静脉滴注葡萄糖时间,严防再度昏迷的发生。

3.特发性功能性低血糖症　应向其说明本病的性质,给予适当的精神安慰,鼓励患者进行体育锻炼,严格限制糖类的摄入,适当提高蛋白质和脂肪含量,宜少量多餐。必要时可试用小剂量抗焦虑药及抗胆碱药,以延缓肠道对食物的吸收,减少胰岛素分泌。

七、预后

本症预后取决于原发病,部分低血糖昏迷致脑缺氧时间过长者,可遗留有脑功能障碍。

第三节　甲状腺危象

甲状腺危象是甲状腺功能亢进症的少见并发症,病情危重,病死率高。临床主要表现为高热、大量出汗、心动过速,重者可出现谵妄、昏睡、昏迷。

一、病因

大多数甲状腺危象发生在治疗不彻底的久病甲状腺功能亢进症者,少数患者发病前无明显的甲状腺功能亢进病史。甲状腺危象患者中约有 1/3 为不典型甲状腺功能亢进,即老年、以心脏或胃肠道表现突出者。

二、诱因

常有诱因可循,如手术,甚至拔牙也可引起危象;感染,尤其是上呼吸道感染,胃肠道及泌尿道感染;应激,如精神紧张、劳累过度、高温环境、饥饿、药物反应、分娩、心绞痛、高血钙等;不适当地停用抗甲状腺药物;甲状腺活组织检查;过多、过重地按甲状腺[131]I 治疗引起放射性甲状腺炎等。

三、发病机制

甲状腺危象的发病机制尚未完全阐明,可能与下列因素有关:①血甲状腺素明显升高,其中游离 T_3、T_4 的升高速度比其浓度更重要;②机体在诱因的作用下,内环境发生紊乱,使机体对甲状腺素的耐受性下降;③肾上腺素能神经兴奋性增高。

四、临床表现

1.典型甲状腺危象

(1)高热:体温急剧上升至 39℃ 以上,伴大汗淋漓、皮肤潮红,继而汗闭、脱水。

(2)胃肠道:恶心、频繁呕吐、腹泻、腹痛,体重锐减。

(3)中枢神经系统:极度烦躁不安,谵妄,昏睡,最后昏迷。

(4)心血管系统:心动过速,常达每分钟 160 次以上,与体温升高不成比例。常可出现快速型心律失常,如房颤、室上性心动过速、频发室性期前收缩,极少数患者可发生房室传导阻滞,也可产生心力衰竭、休克。

(5)肝脏:肝大、黄疸、肝衰竭。

(6)电解质紊乱:低血钾,少数患者出现低血钠。

2.不典型甲状腺危象　其特点是表情淡漠、嗜睡、低热、反射降低、恶病质、心率慢、脉压减小,最后陷入昏迷。

五、辅助检查

甲状腺危象时由于病情危急,多不能等待详细的甲状腺功能检查。但若血清甲状腺素浓度显著高于正常,对预测其临床表现和预后有一定帮助。

六、诊断与鉴别诊断

1.病史　有甲状腺功能亢进病史,以及存在严重感染、精神刺激、妊娠、手术、放射碘治疗等诱因。

2.临床表现　符合以下三项以上者:①高热,体温超过 39℃;②脉搏超过每分钟 140 次伴心律失常或心力衰竭;③烦躁不安、大汗淋漓、脱水;④意识障碍,如谵妄、昏睡、昏迷等;⑤明显的消化道症状,如恶心、呕吐、腹泻等。

七、急诊处理

1.抑制甲状腺素合成　在确诊甲状腺危象后立即最先采取此项措施。首选丙

硫氧嘧啶(PTU),首次剂量 600mg 口服或经胃管注入,或用等量甲硫氧嘧啶
(MTU)或甲巯咪唑(MM)60mg,继之 PTU 200mg 或 MM 20mg,每天 3 次,口服,
待症状控制后减至一般治疗量。

2.抑制甲状腺素释放　应用PTU后 1～2h 再加用复方碘口服液:首剂 30～60
滴,以后每 6～8h 服 5～10 滴。或碘化钠 0.5～1g 加入 5% 葡萄糖盐水中静脉滴
注,12～24h 后渐减量。一般连用 3～7d。如对碘过敏,可改用碳酸锂 0.5～
1.5g/d,分 3 次服用。连续应用3～5d。

3.抑制组织 T_4 转换为 T_3 和(或)抑制 T_3 与受体结合　PTU、碘剂、β-受体拮
抗药和糖皮质激素均可抑制组织 T_4 转移为 T_3。且大剂量碘还可抑制组织 T_4 转
换为 T_3。氢化可的松可除抑制 T_4 转换为 T_3,阻滞甲状腺素释放、降低周围组织
对甲状腺素的反应外,还可增强机体的应激能力。

4.降低血中甲状腺素浓度　在上述常规治疗效果不明显时,可用血液透析、腹
膜透析或血浆置换等方法迅速降低血甲状腺素浓度。

5.支持疗法　在严密监护心、脑、肾功能条件下,迅速纠正水、电解质和酸碱平
衡紊乱。补充热量和多种维生素等,尤其是 B 族维生素。

6.对症治疗　高热者用物理降温,必要时可用中枢性解热药,如对乙酰氨基
酚,但不用乙酰水杨酸类解热药(可致 FT_3、FT_4 升高)。利血平 0.5～1mg 肌内注
射,每 6～8h 1 次,必要时可用亚冬眠疗法(异丙嗪、哌替啶各 50mg)。供氧,防治
感染。积极治疗各种并发症。

7.防止复发　待危象控制后,应根据具体病情,选择适当的甲状腺功能亢进治
疗方案,防止危象复发。

八、预后

甲状腺危象在危象前期即进行抢救,预后较好;在危象期才进行治疗,病死率
较高。

第八章　神经系统急症

第一节　脑出血

一、基本概念

脑出血为脑实质内动脉或静脉及毛细血管破裂而造成的自发性脑实质内出血,是一种常见和多发的脑血管疾病。高血压是脑出血最常见的诱因。脑出血具有很高的死亡率和致残率。在世界范围内,脑出血的发生占所有卒中的20%,其中原发性脑出血的发生率为(10~40)/100万,男性发病率高;发病30d的死亡率为32%~50%,其中在存活3个月的患者中,有独立生活能力的仅占28%~35%。在我国,脑出血的死亡数与西方国家所报道的数据一致。2006年脑出血的死亡人数在所有卒中死亡人数中占41%,比日本高1倍。

二、常见病因

主要原因有高血压、淀粉样血管病、动静脉畸形、动脉瘤、海绵状血管瘤、静脉血管瘤、静脉窦血栓、颅内肿瘤、凝血障碍疾病、血管炎等。在西方国家,主要的病因之一是淀粉样变血管病,在70岁以上出现的脑出血患者中占20%;在我国,主要的病因是高血压,但淀粉样血管病所占的比例也呈上升趋势。其他的危险因素,如长期大量的酒精消耗,血清中胆固醇水平偏低(<4.16mmol/L)、使用他汀类药物与脑淀粉样血管病出现的微出血等也可能增加脑出血风险。

三、发病机制

脑内基底节的壳核及内囊是高血压脑出血的最高发部位,约占到70%,脑叶、脑干、小脑齿状核区各占10%。尸解发现:深穿支动脉有粟粒状动脉瘤,发生频率依次为大脑中动脉深穿支豆纹动脉、基底动脉桥脑支、大脑后动脉丘脑支、供应小脑齿状核及深部白质的小脑上动脉分支等。病理检验可见出血侧半球肿胀、充血,液可流入蛛网膜下腔或破入脑室系统；出血灶呈大而不规则空腔，中心充满血液或紫色葡萄浆状血块，周围是坏死脑组织，血肿周围的脑组织受压，水肿明显；血肿较大时可致颅内高压，使脑组织和脑室移位、变形，严重者形成脑疝。脑疝是各类脑出血最常见的直接致死原因。急性期过后血块溶解，吞噬细胞清除含铁血黄素和坏死的脑组织，胶质细胞增生，出血灶形成胶质瘢痕，进而形成中风囊。

四、临床特征

脑出血多发生在高血压控制不好，或未经系统治疗的高血压病，发病时血压明显升高，临床症状取决于出血部位和出血量。意识障碍的程度是判断病情轻重的主要指标。通常自发性脑出血常在 30min 内停止，20％～40％为活动性出血或早期再出血，24h 内血肿仍继续扩大。其中高血压脑出血的常见特征是颈硬、抽搐、舒张压高于 110mmHg、呕吐、头痛。

1.基底节区出血　最多见，达 60％～70％，其中壳核最多，占脑出血的 60％，丘脑占 10％，尾状核较少，共同特点：出血较多时均可侵及内囊。轻症：头痛、呕吐、轻度意识障碍、三偏征（病灶对侧偏瘫、偏身感觉缺失和偏盲）。优势半球可有失语。轻症一般出血量 30ml 以内。重症：出血量 30～160ml，突然发病、意识障碍、双眼凝视、两侧瞳孔不等大、偏瘫、病理征阳性。血液破入脑室或损伤丘脑下部、脑干可出现去脑强直、高热，最后死于枕骨大孔疝。

2.脑叶出血　占脑出血的 10％，即皮层下白质出血，出血部位以顶叶最多见，其次为颞、枕、额叶。因出血部位不同而临床症状不一样。

3.桥脑出血　占脑出血的 10％，多由高血压致基底动脉旁中央支破裂引起，可立即昏迷、四肢瘫、针尖大瞳孔、中枢性高热，多于数小时内死亡。小的基底动脉出血可引起闭锁综合征。小量出血表现为交叉性瘫或共济失调性轻偏瘫。

4.小脑出血　占脑出血的 10％，多发于一侧半球，突然出现站立不能、眩晕、呕吐、共济失调，压迫脑干可致昏迷、死亡。

5.脑室出血　占脑出血的 3％～5％，多为继发性，即脑实质出血破入脑室，临床表现酷似蛛网膜下腔出血。

五、辅助检查

1.CT　怀疑脑出血时首选头颅 CT 检查，可确定血肿大小、部位、形态及是否破入脑室，血肿周围有无水肿带及占位效应，脑组织是否有移位等，有助于确诊及选择治疗方案。CT 动态观察可发现进展型脑出血。发病后 CT 即可显示新鲜血肿,为圆形或卵圆形均匀高密度区,边界清楚。

2.CT 灌注成像(CTP)　在同步观察血肿的大小、部位、周围水肿情况和脑组织的血流动力学变化方面,CTP 有明显的优势,是临床上一种实用的血流动力学检查方法。可应用非去卷积模型斜率法来计算血肿中心、血肿周围水肿带、水肿带外(距离水肿边缘 1cm)以及远隔皮质区不同感兴趣区的脑血流量(CBF)、相对脑血容量(rCBV)、达峰值时间(PT)及各感兴趣区时间密度曲线(TDC)。所得的脑血流量可作为血肿周围组织的脑灌注损伤程度的一个评价标准。

3.CTA　作为无创、快捷、操作简单、价格低廉的一种影像学诊断技术,CTA 运用在脑出血血肿扩大的病因诊断上有很大作用,在临床颅内动脉瘤的诊断上可大部分取代 DSA 造影检查。

4.MRI　对高血压急性脑出血病灶 CT 检查敏感,一般无需 MRI 检查;对脑干出血诊断 MRI 优于 CT,但急性期对幕上及小脑出血的诊断价值不如 CT。其他疾病合并脑出血时,可选择头颅 MRI 检查进一步明确诊断。

超急性期($<$24h):表现为长 T_1、长 T_2 信号,与脑梗死、水肿不易鉴别。

急性期(24～48h):为等 T_1、短 T_2。

亚急性期(3d 至 2 周):为短 T_1、长 T_2 信号。

慢性期($>$3 周):长 T_1、长 T_2 信号。

5.DSA　怀疑血管畸形、血管炎可选做。由于该技术为有创、价格相对贵、技术要求高,在临床上应用有一定的要求。

6.MRA　无创性、时间短、不受明显干扰,能清晰显示血肿的形态,是目前显示颅内动脉瘤的首选技术。对于常规 MRI 检测不到的脑微出血(CMBs),磁共振多回波采集重度 T_2WI 三维梯度回波序列(ESWAN)是检测脑微出血的一项高度敏感的技术,脑实质内几毫米大小的含铁血黄素的沉积均可以检测到,表现为信号均匀一致、类圆形、边界清晰、直径$<$5mm 的低信号区,周围无水肿。

7.腰椎穿刺术　对于颅高压、血性脑脊液、脑出血急性期,腰椎穿刺有诱发脑疝的危险。怀疑有小脑出血的禁行腰椎穿刺。

六、诊断思路

1.诊断标准　中老年人、有高血压者在活动或情绪激动时突然发病,迅速出现头痛、呕吐及意识障碍者,应首先考虑脑出血的可能,脑 CT 可立刻确诊。

2.鉴别诊断

(1)脑梗死:多在安静时发病,神经缺失症状逐渐加重,CT 早期(12～24h)常无阳性病灶发现。

（2）蛛网膜下腔出血：突然出现剧烈头痛及呕吐，一过性意识障碍，明显的脑膜刺激征，腰穿为血性脑脊液。头颅 CT 可见脑沟、脑回高密度影。

（3）与引起昏迷的一些疾病鉴别：与糖尿病高渗性昏迷、CO 中毒昏迷、低血糖昏迷、肝性脑病、尿毒症等依据相关病史及检查，可鉴别清楚。外伤性颅内出血多有外伤史，脑 CT 可发现血肿。

七、救治方法

1.内科治疗

（1）卧床休息：卧床休息 2～4 周，保持良好心态，避免情绪激动。

（2）保持气道通畅：保持气道通畅是昏迷患者急救的第一步。头歪向一侧，随时吸出口腔内的分泌物和呕吐物，必要时行气管内插管或气管切开。有意识障碍、缺氧或血氧饱和度下降者应给予鼻导管或面罩吸氧。

（3）高血压的处理：脑出血时常伴颅高压，此时高血压是维持有效脑灌流所必需的，故不应过分降血压，而应着重脱水降颅压，颅内压下降，血压会随之下降。2％年 AHA/ASA 的脑出血治疗指南中，推荐根据血压值采取不同的策略，如收缩压：＞200mmHg 或平均动脉压＞150mmHg，应积极降压；如收缩压＞180mmHg 或平均动脉压＞130mmHg，应适度降压。将血压控制在 160/90mmHg，一般血压超过 200/120mmHg 时才做处理。在血压的控制方面，要掌握好降压的速度，且降压的目标值需要个体化；需要综合考虑患者的年龄、发病前的血压水平、脑出血的病因以及患者的血管条件等因素。

（4）脱水降颅压：脑出血后脑水肿在 48h 内达到高峰，维持 3～5d 后逐渐消退，可持续 2～3 周或更长。脑水肿可使颅内压增高，导致脑疝，增加死亡率，故积极控制脑水肿是治疗脑出血急性期的关键。常用 20％甘露醇、人血白蛋白、呋塞米、甘油果糖等。

（5）止血治疗：对于大多数的脑出血患者来说，目前并没有特效的止血治疗。临床上常用的止血剂，如氨基己酸和氨甲环酸均是氨基酸衍生物，具有抗纤溶的作用，但并不能改善脑出血患者的预后。

（6）预防消化道出血：多为脑干或丘脑下部受累导致的应激性溃疡出血，常用 H_2 受体阻滞剂或质子泵抑制剂。

（7）抗感染：肺部感染和尿路感染常见，应注意排痰，定期尿路冲洗，合理选用抗生素治疗。注意翻身，预防褥疮。

（8）维持水电解质及酸碱平衡：每日入液量按"尿量＋500ml"计算，如有高热、多汗、腹泻或呕吐，可适当增加入液量。注意维持中心静脉压在 5～12mmHg。有意识障碍者应尽早留置胃管，基本热量应从肠内供给为主。注意保证大便通畅，此可起到减轻颅内压的作用。

（9）中枢性高热的处理：用冰毯、冰帽等物理降温为主。

2.外科手术治疗

（1）目的：清除血肿，降低颅内压，消除危及头部的恶性循环，减轻出血后脑损害。

（2）手术指征：①壳核出血＞30ml，丘脑出血＞15ml，可适时选择微创穿刺血肿清除术或小骨窗开颅血肿清除术；②小脑半球出血＞10ml，蚓部出血＞6ml，出现脑干受压征象时应立刻手术治疗；③意识障碍逐渐加重，尚未形成脑疝者；④脑叶出血占位效应明显，疑有形成脑疝可能的；⑤脑室出血致脑积水者。

（3）常用手术方法：①开颅血肿清除术；②锥孔颅内血肿清除术；③立体定向血肿引流术；④脑室引流术。

八、最新进展

2006 年提出了 Lund 概念的原理以及临床治疗相关的正式指南，主要是以生理学为导向的一种治疗方法，其中包括处理脑容量和调控脑灌注的血流动力学原理等，是集中针对脑水肿及颅内压的处理，同时针对改善大脑灌注以及氧合情况的，是瑞典 Lund 大学医院于 1990～1991 年开始提出运用于治疗重型颅脑损伤。脑出血的发生演变一般分为：出血、血肿扩大及血肿周围水肿形成 3 个阶段，其中血肿扩大和血肿周围水肿对预后和疾病演变有着重要的影响。因此，脑水肿的处理，对于预防血肿扩大，稳定血肿，防止再出血有着积极的作用。

Lund 治疗主要是基于脑容量和脑灌注调节的生理学和病理生理学的血流动力原则，并以颅内压（ICP）治疗和保持脑灌注为特点的一种理论方法。相比于传统的指南，Lund 概念在液体治疗的处理、最佳的血红蛋白浓度、肺保护、体温控制、脑脊液（CSF）引流和减压开颅手术的风险和收益等方面，均有更为严谨的推荐意见。针对 Lund 治疗方法的研究显示：无论用于成年人还是在儿童，都产生了较乐观的疗效和前景。Lund 治疗方法，在已发表的首个运用 Lund 方法治疗严重颅脑损伤的研究结果显示：与常用的传统治疗相比，接受 Lund 方法的患者死亡率为前者的一半。

（一）治疗颅内压

人们认为高的脑灌注压（CPP）将血液挤入肿胀脑组织，从而改善受伤的脑组织氧合，并通过血管收缩反馈调节而降低颅内血容量。在受损脑组织中，氧合改善只是短暂的，高灌注压会引起毛细血管滤过、加剧水肿，毛细血管对小分子溶质的通透性被动增加，受损后脑组织自动调节能力也变得十分微弱。

Lund 治疗方法中，可接受比最初推荐的 70mmHg 甚至更低的 CPP，从而避免使用血管升压药物，使不良反应明显减轻。Lund 概念甚至主张使用 β_1-阻滞剂、α_2-激动剂和血管紧张素受体拮抗剂这一类药物，进行抗高血压治疗，以阻止水肿的发展。在 Lund 概念提出的液体疗法中，尽管使用了降血压的药物，CPP 仍将会保持在可接受的水平。而且根据 Starling 液体平衡方程，纠正下降的血浆胶体渗透压将抵消脑组织渗出，这也表示可以接受更高的 CPP 而不会引起毛细血管渗出。在最初的 Lund 概念里，当 ICP 明显升高时，双氢麦角胺被用于减少颅内静脉血容量。开颅减压术已经成为阻止 ICP 失控性增加的一种更有效的选择，而双氢麦角胺作为血管收缩剂，对人体各个组织的血液循环有一定影响，Lund 治疗中不再推荐使用这种药物。

（二）改善灌注

灌注压和血管阻力决定组织灌注，相对较低的 CPP 可以通过适当的液体疗法来保证脑灌注和脑组织氧合，这已经在 Lund 治疗的脑外伤患者的微量渗析研究中得以证实：尽管使用了降血压药物使动脉血压下降，但通过对半暗带区间质乳酸/丙酮酸的比值、甘油、葡萄糖和谷氨酸盐的测量，发现其氧合得以改善，血流量有所增加，组织降解减少。Lund 治疗方法避免了使用去甲肾上腺素所引起的血管收缩、血浆渗漏，避免出现低血红蛋白浓度。同时认为"与高 CPP 相比，对半暗带区的氧合，足够的血容量更为重要"。

运用 Lund 治疗方法，成人 CPP 维持在 60～70mmHg 范围内，当必须使增高的 ICP 降低时，应该在给予适当的液体治疗的前提下，接受 ICP 低至 50mmHg，微量透析研究也支持这一观点。儿童的 CPP 低至 38～40mmHg 也是可以接受的。

（三）渗透疗法

自 19 世纪 60 年代以来，甘露醇作为传统指南的渗透疗法，已经在全世界广泛地运用于降低颅内压。但该疗法能否很好地改善预后，目前仍然缺乏可靠的研究证据。尽管在少数研究中得出了大剂量甘露醇有益的结论，但是由于这些研究完整性的问题，它们还不足以支持甘露醇疗法。

由于缺乏科学性和生理学支持，以及其存在已被证实的不良反应，在渗透疗法中,甘露醇和尿素的降颅内压效果是短暂的,且给药几个小时后其反弹性的颅内压升高会进一步加重脑水肿。同时甘露醇还与肾功能不全和严重的电解质紊乱具有相关性。Lund 治疗中并未采用渗透疗法。但渗透疗法,特别是高渗透盐液,在救护车上或是向手术室转送患者的途中运用,以降低颅内压、消除脑疝的威胁起到重要作用。

(四)脑脊液引流和减压手术

脑脊液引流术会诱发渗出而增加脑毛细血管压;减少的脑脊液容积将被脑水肿的增加所替代,存在脑室塌陷的风险。若在相对高压时进行脑脊液引流术,并且通过 CT 监测来估计脑室容积,则能降低该风险。在这种情况下,Lund 治疗接受运用引流术来控制增高的 ICP(只通过脑室引流),尤其是存在脑积水征象时。

开颅减压手术以清除血肿,在 Lund 治疗中是可供选择的。由于目前缺乏相关研究证实其对患者的预后有益,开颅减压仍是一个有争议的措施。开颅手术的一个重大不良反应是颅骨打开时由于脑疝的形成导致头颅的狭窄以及由于缺乏对抗的压力造成的脑组织膨出。在 Lund 治疗中,提倡降颅压治疗相对低的 CPP 以及维持正常的血浆胶体渗透压,也许可以降低开颅手术的不良反应。在 Lund 治疗中开颅减压手术是阻止脑疝的最后措施。

第二节　急性脑梗死

一、基本概念

脑梗死(CI)又称缺血性脑卒中(CIS),指因脑部血液循环障碍,缺血、缺氧所致的局限性脑组织的缺血性坏死或软化,出现相应的神经功能缺损症状和体征。血管壁病变、血液成分和血流动力学改变是引起脑梗死的主要原因,脑梗死大约占全部脑卒中 70%,且 25%～75%的脑梗死患者在 2～5 年内出现复发。有报道指出,脑梗死是目前严重危害人类健康的主要疾病之一,是致残的首位病因,死亡率仅低于心肌梗死和癌症,居第 3 位,其发病率存在一定的地区和性别差异。按发病机理及临床表现不同,通常将脑梗死分为脑血栓形成、脑栓塞和腔隙性脑梗死。脑血栓形成是脑梗死的最常见类型,占全部脑梗死的 60%～70%,本节重点叙述脑血栓形成。

二、常见病因

1.动脉粥样硬化　是本病的基本病因。脑动脉粥样硬化的发生主要累及管径500μm以上的动脉,在颈内动脉和椎—基底动脉系统的任何部位可见,其中主要以动脉分叉处多见,如颈总动脉与颈内外动脉分叉处、大脑前中动脉起始段、椎动脉在锁骨下动脉的起始部、椎动脉进入颅内段、基底动脉起始段及分叉部,在动脉粥样硬化的基础上导致血管管腔狭窄和血栓形成。高血压与动脉粥样硬化斑块的堵塞或与脑血管的缩小具有相关性,从而加快血栓的形成导致局部缺血,进而导致大脑小动脉的损害和影响脑组织血供,因此高血压与动脉粥样硬化互为因果关系。长期的高血糖易导致血管内皮功能障碍、内膜损伤,进而启动血管动脉粥样硬化进程;同时血糖的升高也对氧化应激、炎症反应、凝血酶原等有一定的影响;糖尿病患者常常合并胰岛素抵抗、脂质代谢紊乱等情况,均可加速动脉粥样硬化的进程。

2.动脉炎　如各类细菌、病毒感染、虫媒感染以及结缔组织病等,都可导致动脉炎症,引起血管壁炎症和坏死改变,出现免疫炎性反应,从而使动脉硬化加速,进一步促使血液高凝、内皮功能受损,导致斑块失稳定,使管腔狭窄或闭塞。其具有以下共同的病理变化:内膜下炎性细胞的浸润,使内膜增厚,导致动脉中层及内弹力层水肿,动脉管腔的狭窄,血栓形成,导致动脉闭塞或远端血管栓塞。

3.其他　如血液系统疾病、脑淀粉样血管病、Binswanger病、夹层动脉瘤、药源性(如可卡因、安非他明)、烟雾病等。

三、发病机制

大约80%的脑梗死发生于颈内动脉系统,20%的脑梗死发生于椎—基底动脉系统。闭塞好发的血管依次为颈内动脉、大脑中动脉、大脑后动脉、大脑前动脉及椎—基底动脉。闭塞血管内可见血栓形成或栓子、动脉粥样硬化或血管炎等改变。脑缺血一般形成白色梗死,梗死区脑组织软化、坏死,伴脑水肿和毛细血管周围点状出血,大面积脑梗死后可发生出血性梗死。

病理分期:超早期(1～6h):脑组织变化不明显,仅有部分血管内皮细胞、神经细胞肿胀。急性期(6～24h):局部脑组织苍白、轻度肿胀,血管内皮细胞、神经细胞呈明显缺血改变。坏死期(24～48h):脑组织水肿明显,大量神经细胞消失、吞噬细胞浸润,高度水肿时可致中线移位,形成脑疝。软化期(3d至3周):中心区组织坏死、液化。恢复期(3～4周):液化、坏死的脑组织逐渐被吞噬细胞清除,毛细血管和胶质细胞增生,大病灶形成中风囊。

脑组织对缺血、缺氧损害非常敏感,阻断血流 30s 钟脑代谢即发生改变,1min 后神经元功能活动停止,脑动脉闭塞导致脑缺血超过 5min 可发生脑梗死。缺血后神经元损伤具有选择性,轻度缺血时仅有某些神经元丧失,完全持久缺血时缺血区各种神经元、胶质细胞及内皮细胞均坏死。

急性脑梗死病灶由中心坏死区及周围的缺血半暗带组成。坏死区由于完全缺血导致细胞死亡,但缺血半暗带仍存在侧支循环,可获得部分血液供应,尚有大量存活的神经元,如果血流尽快恢复使脑代谢改善,损伤仍然可逆,神经细胞仍可存活并恢复功能。因此,保护这些可逆性神经元是急性脑梗死治疗的关键。

脑动脉闭塞血流再通后,氧与葡萄糖的供应恢复,脑组织缺血损伤理应得到恢复,但实际上并非如此,这是因为存在再灌注时间窗,研究证实,脑缺血早期治疗时间窗为 6h 内。如果脑血流再通超过此时间窗时限,脑损伤可继续加剧。

四、临床特征

1.发病形式　有高血压、糖尿病或心脏病史者,常在安静或睡眠中起病。神经系统局灶性症状多在发病后数小时或 1～2d 内达到高峰。除脑干梗死和大面积梗死外,大部分患者意识清楚或仅有轻度意识障碍。

2.全脑症状　多无头痛、呕吐、昏迷,起病即有昏迷的多为脑干梗死,大片半球梗死多在局部症状出现后意识障碍逐渐加深,直至昏迷。

3.临床类型　临床分型方法较多,较常见的按发病形式和病程分为:

(1)完全性梗死:指发病后神经功能缺失较重,常于 6h 内达高峰。

(2)进展性梗死:指发病后神经功能缺失在 48h 内逐渐进展。

(3)可逆性缺血性神经功能缺失:指发病后神经功能缺失较轻,持续 24h 以上,但可于 3 周内恢复。

依临床表现及神经影像学检查分为:

(1)大面积脑梗死:指颈内动脉、大脑中动脉等主干动脉梗死。

(2)分水岭脑梗死(CWSI):指血管供血区之间边缘带的局部缺血。

(3)出血性脑梗死:多发生于大面积脑梗死后。

(4)多发性脑梗死:指两个以上不同的供血系统发生的梗死。

4.定位症状和体征　决定于脑血管闭塞的部位。

(1)颈内动脉系统:包括颈内动脉,大脑前、中动脉及其分支闭塞。可以出现:①构音障碍或失语,对侧中枢性面瘫,舌瘫;②双眼向对侧注视障碍,向病灶侧同向偏视,偏盲;③对侧中枢性偏瘫和偏身感觉障碍。

（2）椎—基底动脉系统：包括大脑后动脉和椎动脉血栓形成，表现为：眩晕、复视、呕吐、声嘶、吞咽困难、共济失调。体征有：①交叉性瘫，即同侧周围性颅神经瘫，对侧肢体中枢性瘫；②交叉性感觉障碍；③小脑性共济失调：眼震、平衡障碍、四肢肌张力下降。

五、辅助检查

1.CT　是目前最方便、快捷、常用的影像学检查手段。主要的缺点是对于脑干、小脑部位的病灶以及较小梗死灶其分辨率差。大部分患者发病24h后CT逐渐显示低密度梗死灶，发病后2～15d显示均匀片状或楔形的明显低密度灶。在大面积脑梗死中显示有脑水肿和占位效应，出血性梗死时病灶呈混杂密度。梗死吸收期为发病后2～3周，病灶水肿消失，出现吞噬细胞浸润与周围正常脑组织等密度，在CT上难以分辨，称之为"模糊效应"。

2.MRI　早期缺血性梗死，脑干、小脑梗死以及静脉窦血栓形成等均可显示，梗死灶T_1呈低信号、T_2呈高信号，出血性梗死时T_1相有高信号混杂。MRI弥散加权成像早期能够显示缺血病变（发病2h内），是早期治疗的重要信息来源。急性脑梗死MRI检查：T_1WI低信号，T_2WI高信号，FLAIR呈高信号，DWI信号很高（明亮），水肿明显、轻至中度占位效应。

3.DSA、CTA和MRA　是发现血管狭窄、闭塞及其他血管病变的重要检查手段，如动脉炎、脑底异常血管网病、动脉瘤和动静脉畸形等，能够为脑梗死的血管内治疗提供依据。金标准是DSA。CTA与DSA比较，在颈动脉狭窄病变中，前者具有良好的分辨能力；MRA的基本方法多，包括时间飞越法（TOF）、相位对比法（PCA）、血管内注射对比剂的三维对比剂增强磁共振成像（3D-CE-MRA），后者能显示主动脉弓至颅内动脉整个血管数，能很好地了解颅内外动脉的病变情况以及侧支循环建立情况。在进行血管评估的时候，MRI可以显示脑梗死病灶，对脑梗死的分型及临床上指导治疗有很大的帮助。

3.经颅多普勒　目前能够用于评估颅内外血管狭窄、闭塞、痉挛或血管侧支循环建立情况，用于溶栓治疗监测。由于存在血管周围软组织或颅骨干扰以及操作人员技术水平影响的缺点，目前仍不能完全替代DSA，多被用于高危患者筛查和定期血管病变监测。

4.超声心动图检查　用于发现心脏附壁血栓、心房黏液瘤和二尖瓣脱垂，利于脑梗死不同类型间鉴别诊断。

六、诊断思路

1.发病特点　中老年人;有基础病变史;静态下发病,病后几小时或几天内症状达高峰。

2.临床表现　取决于梗死灶的大小和部位,主要表现为局灶性神经功能缺损的症状和体征。

3.影像学检查　CT 显示低密度影,MRI 显示长 T_1 和 T_2 异常信号。

七、救治方法

1.一般治疗

(1)卧床休息,头部抬高 10 度。

(2)保持呼吸道通畅,预防感染,合理使用抗生素。

(3)注意营养均衡,有意识障碍的应留置胃管,以肠内营养为主,注意维持水、电解质平衡,注意预防消化道出血,可适当选用 H_2 受体拮抗剂或质子泵抑制剂。如出现明显的呼吸困难、窒息应考虑行气管插管和机械通气。

(4)脱水降颅压。根据病情选用:①甘露醇:最常用的脱水剂,短时间内可明显提高血浆晶体渗透压,达到渗透性利尿作用,用后 10min 开始利尿,2～3h 达高峰,维持 4～6h。用法:125～250ml 快速静脉滴注,6～8h 一次,疗程5～7d。②人血白蛋白:可明显提高血浆胶体渗透压,达到渗透性利尿作用,但需与呋塞米联合应用方能取得较好的利尿效果。用法:先用白蛋白 10～12.5g 静脉滴注(每 8h 一次),接着用呋塞米 20～40mg 静脉注射。③呋塞米:可与甘露醇或(和)人血白蛋白交替使用,20～40mg,每 6～8h 一次。④甘油果糖:高渗性脱水剂,其渗透压相当于血浆的 7 倍,起效时间较慢,约 30min,但持续时间长达6～12h。用法:250～500ml 静脉滴注,1～2 次/天。

在脱水药物的使用中,需注意:老年患者大量使用甘露醇时易出现心肾衰竭,须记录出入量,观察心律及心率变化;甘油果糖在滴注过快时可能导致溶血;呋塞米易出现水、电解质紊乱,特别是低血钾,临床应重视监测相应指标。

(5)维持血压在发病前之稍高水平,一般不使用降血压药物,以免减少脑血流灌注量,加重梗死。若发病后 24～48h 血压超过 220/120mmHg 或平均动脉压超过 130mmHg 时,可考虑加用降压药,首选 ACEI 类降压药;若舒张压超过 140mmHg,可用硝普钠 $0.5～10\mu g/(kg\cdot min)$,维持血压在 170～180/95～100mmHg 水平。

调控血压要注意：①控制过高血压的同时要防止血压下降过低、过快；②严密监测血压，尤其在降血压治疗过程中，要注意保护靶器官，特别是心、脑、肾；③降血压方案要个体化，要综合考虑患者的基础血压、对原有降血压药物敏感性以及是否合并其他疾病等；④调控血压要平稳，一般主张使用长效降血压药物。

2.抗凝治疗　　目的在于防止血栓扩散和新血栓形成。急性期是否使用抗凝治疗，目前仍存在争议。常用低分子肝素：4000～5000IU，2 次/天，腹壁皮下注射，连用 7～10d。华法林：6～12mg/d，口服，3～5d 后改为 2～6mg/d 维持，逐步调整 INR，使之控制在 2.0～3.0 之间。

3.抗血小板　　多数无禁忌证，不进行溶栓治疗的患者在 48h 内应开始使用阿司匹林。发病后尽早口服阿司匹林 150～300mg/d，急性期后可改用 50～150mg/d 的预防剂量。对于不能耐受阿司匹林的患者，可选用氯吡格雷 75mg/d；也可考虑用小剂量阿司匹林 25mg 加双嘧达莫缓释剂的复合制剂（片剂或胶囊），2 次/天。

4.溶栓治疗　　溶栓治疗前应常规做凝血功能检查。

(1)静脉溶栓：静脉溶栓应严格掌握适应证，提倡超早期溶栓，即发病 3～6h 内。部分因基底动脉血栓导致的死亡率非常高，而溶栓可能是唯一的抢救办法，因而溶栓治疗的时间窗和适应证可适当放宽。

静脉溶栓适应证：①年龄 18～75 岁；②发病后 6h 内；③脑功能损害的体征持续存在超过 1h，且比较严重（NIHSS 评分 7～22 分）；④CT 已排除颅内出血，且无早期脑梗死低密度改变；⑤患者或家属签署知情同意书。

静脉溶栓禁忌证：①既往有颅内出血，包括可疑蛛网膜下腔出血，近 3 个月有头颅外伤史，近 3 周内有胃肠或泌尿系统出血，近两周内进行过大的外科手术，近 1 周内有不可压迫部位的动脉穿刺。②近 3 个月有脑梗死或心肌梗死史。③严重心、肝、肾功能不全或严重糖尿病者。④体检发现有活动性出血或外伤（如骨折）证据者。⑤已口服抗凝药，且 NR＞1.5；48h 内接受过肝素治疗（APTT 超出正常范围）。⑥血小板计数＜100×10^9/L，血糖＜2.7mmol/L。⑦血压：收缩压＞180mmHg，或舒张压＞100mmHg。⑧妊娠。⑨不合作。

常用的药物有：①尿激酶（UK）是一种非选择性的纤维蛋白溶解剂，将纤溶酶原直接激活并转化为纤溶酶，裂解血栓表面以及游离于血液中的纤维蛋白，在血栓内外发挥纤溶作用。安全、抗原性小，但其选择性较差，血液中的纤维蛋白原和血栓中的纤维蛋白可被同时溶解，容易引起出血，相比重组组织型纤溶酶原激活物（rt-PA），其价格相对便宜，临床上仍在使用。50 万～100 万 IU 加入 0.9％氯化钠注射液中，在 1h 内静脉滴注。②rt-PA 是我国目前广泛使用的主要溶栓药，是一种选择性的纤维蛋白溶解剂,作用原理同尿激酶,较少出现全身抗凝、纤溶状态。早期静脉溶栓再通率为 20%～60%。一次用量是 0.9mg/kg,用法:先静脉推注10%的药物剂量,余液在 1h 内持续静脉滴注。

溶栓治疗时需注意:①将患者收到脑梗死单元进行全面监测;②神经功能评估需要定时进行,在静脉滴注溶栓药物的过程中每 15min 一次,随后 6h 内每 30min一次,此后 60min 一次,直至 24h;③如患者突然出现严重的头痛、血压急剧增高,恶心或呕吐,应立即停用药物,紧急进行头颅 CT 检查;④定时血压监测;⑤溶栓治疗 24h 内不使用抗凝、抗血小板药物,24h 后无禁忌证的患者可用阿司匹林300mg/d,共 10d,以后改为 75～100mg/d 的维持量;⑥静脉溶栓后,应综合患者病情选择个体化方案进行综合治疗。

(2)动脉溶栓:既往运用的血管内介入治疗的方法主要有动脉介入接触性溶栓术,近年也提出不少新方法,其中具有代表性的技术为机械取栓术 Penumbra、低频经颅多普勒(TCD)颅外超声辅助及 EKOS 血管内超声辅助的动脉介入溶栓术、介入溶栓或取栓辅助血管成形术等。

5.降纤治疗　通过降解血中纤维蛋白原、增强纤溶系统活性以抑制血栓形成,常用药物有:巴曲酶、降纤酶、安克洛等。

6.血管扩张剂及脑活化剂　急性期不宜使用,因急性期脑缺血区血管呈麻痹及过度灌流状态,会导致脑内盗血而加重脑水肿,宜在脑梗死亚急性期(2～4 周)使用。另外,可以根据患者情况选用一些中药制剂,如川芎嗪、银杏制剂、疏血通等,但目前缺乏一些大规模、多中心、随机对照的临床实验的研究。

7.脑保护剂　丁苯酞软胶囊是目前唯一具有线粒体保护作用的脑微循环重构剂,因其独特的药理机制,在临床运用中发现对脑梗死有治疗和预防作用,同时对改善脑梗死后所致神经功能缺损、记忆障碍及血管性痴呆有一定的作用。

8.外科治疗　小脑幕上大面积脑梗死、有严重脑水肿、占位效应明显、尚未形成脑疝者,可行开颅减压术;对于颈动脉狭窄性疾病,颈动脉内膜切除术(CEA)是一项重要的手段。颈动脉狭窄>70%,患者有与狭窄相关的神经症状;或颈动脉狭窄<70%,但有明显与狭窄相关的临床症状者,可考虑行血管内介入治疗术,包括颅内外血管经皮腔内血管成形术及血管内支架置入等,其与溶栓治疗的结合已经越来越受到重视。此外,动脉血管成形术(PTA)也在临床上有一定的运用。

9.神经干细胞移植　神经干细胞(NSCs)是一种具有分裂潜能和自我更新能力的母细胞,可产生各种类型的神经细胞,在脑梗死后神经功能修复方面有着广阔的应用前景。

八、最新进展

脑梗死是局部脑组织急性血供减少,导致局灶性神经功能的缺失。主要病因是大血管的狭窄、小血管疾病和心源性脑栓塞,也有研究指出,遗传因素是脑梗死发生的独立危险因素,这可能与遗传易感基因存在相关性。目前对脑梗死与基因的相关性研究有以下 3 种方法:连锁不平衡、候选基因、全基因组关联研究(GWAS)。其中运用微阵列数据对数以百万的基因进行基因分型方法的 GWAS,对脑梗死易感基因的研究进行了彻底的改革。然而,目前 GWAS 中脑梗死的阳性位点报道并不多,且在不同种族、地区存在着明显的差异,其中 2010 年 Ikram 等进行的全基因组关联分析,在白人和黑人样本中发现染色体 12p13 上 NINJ2 基因 rs12425791 与 rs11833579 遗传多态性与脑梗死发生风险的关联均达到 GWAS 显著水准,也是目前研究的热点之一。

但是目前对于染色体 12p13 上 NINJ2 基因 rs12425791 与 rs11833579 遗传多态性与脑梗死发生风险的关联研究中,在亚洲和欧洲人群不同样本量的研究分析中,都未得出一致的结论。近期发表一项 Meta 分析结果显示,等位基因模型和显性模型的分析中发现 rs12425791 与脑梗死存在着显著关联,但是并没有在其他的模型中重复得出相同结论。2012 年发表的另一项对亚洲人群的更大样本量的 Meta 分析得出 rs12425791 与脑梗死发生风险在显性模型中存在显著关联。2013 年对来自 10 个我国人群的研究结果并未得出 rs12425791 基因型、等位基因与我国汉族人脑梗死发生风险相关联。因此,目前对于脑梗死的易感基因并没有一致的结论,且基因与环境、种族、地区均有一定的相关性。

目前对于脑梗死并不能治愈,因此,预防十分重要。随着基因组学研究的进一步的深入,有望为寻找脑梗死的易感基因提供更多的手段和证据,为脑梗死的防治提供更多的参考。

第三节　癫痫持续状态

癫痫(EP)是由多种病因引起的大脑神经元异常放电所致的脑功能障碍综合征。临床表现为发作性运动、感觉、意识、自主神经、精神等不同程度障碍,最常见者为抽搐发作。

脑部疾病或全身性疾病所引起的癫痫发作,称继发性癫痫。无明显原因可寻的癫痫发作,称原发性癫痫。癫痫可表现大发作、小发作、精神运动性发作、局灶性发作、肌阵挛、自主神经性发作、癫痫持续状态等类型。多数学者认为：若癫痫发作频繁，抽搐间期意识没有完全恢复，或1次发作持续30min以上者称为癫痫持续状态。各种类型的癫痫均可发生癫痫持续状态，但以癫痫大发作持续状态为最常见，且病情凶险，病死率及致残率最高。

一、病因

1.原发性(特发性)癫痫　此类患者的脑部目前条件下尚不能发现可以解释发病的结构变化或代谢异常，常在儿童期起病，与遗传有着密切关系。

2.继发性(症状性)癫痫　继发于多种器质性脑部病变和代谢障碍，2岁前或20岁后发病多见。

(1)先天性疾病：染色体异常、遗传性代谢障碍、脑畸形、先天脑积水等。

(2)外伤：产伤是婴幼儿继发性癫痫的常见原因。成人闭合性脑外伤癫痫发病率为5%，开放性损伤和颅内有异物存留者发病率更高，可达40%，昏迷时间越长，发病率越高。

(3)颅内肿瘤：发生在额、顶、颞等区的肿瘤致癫痫的可能性大。

(4)颅内感染：各种脑炎、脑膜炎、脑脓肿、脑猪囊尾蚴病等。

(5)脑血管病：脑动脉硬化、脑出血、脑梗死等。

(6)变性疾病：脑萎缩、老年性痴呆、多发性硬化等。

(7)其他：药物、食物及各种毒物中毒，代谢紊乱及内分泌疾病(如低血糖、低血钙、尿毒症)等。

二、诱因

常见诱因包括：①抗癫痫药突然停用或减量；②癫痫控制不及时；③环境因素的改变；④疲劳、饥饿、饮酒、情感冲动；⑤内分泌改变(经期性癫痫、妊娠性癫痫)。

三、临床表现

下面是癫痫大发作持续状态的主要表现，如常以尖叫开始，突然意识丧失，摔倒，肌肉呈强直性抽动，头后仰或转向一侧，眼球上吊或斜视，口吐白沫，牙关紧闭、唇舌咬破，大小便失禁。可有短暂性呼吸停止，发绀，瞳孔扩大，对光反应消失。病理反射阳性。发作停止时，进入昏睡，醒后感全身酸痛和疲惫，对整个过程全无记忆，发作全过程为5～15min，为大发作的临床特点。若大发作1次30min以上或连续多次发作，发作间歇意识未恢复，可为大发作持续状态。

四、辅助检查

1.血液常规、生化检查　包括血钠、血钙、血糖、血镁等。

2.脑电图　发作持续状态的脑电图均有癫痫性异常放电,故对癫痫诊断十分重要。

3.脑脊液　可做脑脊液常规、生化、囊虫抗原抗体、乳酸测定等检查,寻找癫痫病因。

4.头颅 CT　有助于头颅外伤、颅内占位性病变、急性脑血管病、脑猪囊尾蚴病等引起的癫痫发作鉴别。

五、诊断依据

根据以往有癫痫病史,并有引起癫痫发作的诱因,目睹有意识丧失及全身强直—阵挛持久发作或反复发作,发作间期意识没有完全恢复,或一次性发作持续30min 以上,癫痫持续状态的诊断可以建立。如想进一步明确病因则需详细了解病史,做体检及相关检查等。

1.病史　了解既往有无类似发作史,家族性发作史,有无难产、头颅外伤、脑炎等病史。如儿童期起病,有类似发作史或有家族发作史,原发性癫痫可能性大。既往有脑炎病史而发作的癫痫,继发性癫痫可能性大,可能与脑炎愈合后遗留的瘢痕和粘连有关。

2.体格检查　重点观察意识、体温、心率(脉搏)、呼吸、血压、皮肤黏膜、口中气味、头颅外伤及神经系统定位体征。如患者有慢性支气管炎史,体检皮肤发绀,双肺有干湿啰音,出现意识不清,癫痫样抽搐,可能为肺性脑病;血压急剧增高伴有神经系统定位体征,可能为急性脑血管病;颈项强直可考虑脑膜炎或蛛网膜下腔出血;皮下有囊虫结节的抽搐,需要考虑脑猪囊尾蚴病;伴有发热可能为严重感染;口中有酒味、农药味等可考虑为中毒所致;突发的不明原因的癫痫大发作,抗痫治疗不理想,要考虑灭鼠药(氟乙酰胺及敌鼠强)中毒的可能;严重心动过缓或心律失常,发作时有心搏停止、心音及脉搏消失,可能为心源性脑缺氧综合征。

六、鉴别诊断

部分病例初次发作即为大发作持续状态,应与下列疾病鉴别。

1.晕厥　晕厥有短暂的意识丧失,有时伴有上肢的短促阵挛。晕厥患者脑电图正常有助于鉴别。

2.癔症性抽搐　区别在于:癫痫发作一般有固定形式;癔症性抽搐常乱而无一定形式。癫痫大发作时瞳孔散大,对光反应消失,有病理反射,常咬破舌头,尿失禁等,脑电图异常;而癔症性抽搐无上述现象,患者常有自卫性,很少伤及自己,脑电图正常。

3.其他原因所致的抽搐　如破伤风、狂犬病等引起的强直性抽搐,可通过病史,怕声,怕光,恐水及受外界刺激可诱发抽搐等特点来鉴别。

七、急诊处理

癫痫持续状态的诊断和治疗需要同时进行,因为癫痫损害大脑,发作持续时间越长,损害程度越严重。如果癫痫时间超过5min需立即干预。癫痫持续状态治疗原则:①选强有力、足量的抗惊厥药物,及时控制发作;②维持生命体征,预防和控制并发症;③寻找并治疗原发病;④正规抗癫痫治疗。

1.一般治疗

(1)患者平卧,将头偏一侧,松解衣领、腰带以利呼吸通畅。用开口器或缠纱布的压舌板,置于患者上下门齿之间,以防咬破舌头。吸出口腔内唾液与食物残渣,以防窒息。

(2)迅速给氧,严密观察体温、脉搏、呼吸、血压。如抽搐停止后,呼吸仍未恢复,应立即人工呼吸协助恢复。

2.从速控制发作

(1)地西泮(安定):是癫痫持续状态的首选药物。作用快,注射后1~3min内即可生效。静脉注射数分钟即可达血浆有效浓度,但作用时间短,半衰期30~60min。成人常用10~20mg缓慢静脉注射,每30min重复应用。为防止呼吸抑制,最好采用经稀释后的地西泮缓慢静脉注射,速度每分钟不超过2mg。同时密切观察呼吸、心率和血压。

(2)苯巴比妥钠:静脉注射地西泮同时或地西泮控制抽搐不理想,可用苯巴比妥钠0.1~0.2g肌内注射。因起效较慢,临床常和地西泮交替使用。

(3)苯妥英钠:为起效慢、作用时间长的抗惊厥药。静脉注射后60min左右血浆达有效浓度,半衰期10~15h。在用苯巴比妥钠控制不佳时,可考虑应用。成人每次200~500mg,用注射用水稀释成5%~10%溶液,以每分钟不超过50mg的速度缓慢静脉注射。控制发作后可改口服。因起效缓慢,故在此药起效前,注射地西泮辅助之。不良反应为低血压、心脏传导阻滞、心力衰竭。老年人慎用。应用时应监测血压及心电图。

(4)硝西泮和氯硝西泮:硝西泮的疗效与地西泮相近,但静脉注射剂量需增加1倍。氯硝西泮是广谱的治疗癫痫持续状态药物,半衰期为22～32min,作用迅速,多数在几分钟内可控制发作,疗效维持时间比地西泮长,在1次静脉注射1～4mg后,60%的患者可控制长达24h。对大发作效果显著,但对呼吸、心脏抑制比地西泮强,应注意观察。

(5)水合氯醛:用10%水合氯醛20～30ml,加入等量生理盐水保留灌肠或鼻饲。

(6)副醛:抗惊厥作用较强,较安全,成人剂量8～10ml,加等量植物油稀释后做保留灌肠。

(7)丙戊酸钠注射剂(德巴金):静脉注射,首次剂量为15mg/kg,以后每小时以1mg/kg的速度静脉滴注,达到每日总量20～30mg/kg。国内市场上的德巴金,每瓶含400mg丙戊酸钠粉剂,用注射用水配成溶液后直接静脉推注,亦可加入0.9%生理盐水中静脉滴注。

(8)利多卡因:对于地西泮类一线抗癫痫药物无效者,可选用利多卡因。本药无呼吸抑制作用,起效快,安全,亦不影响觉醒水平。成人剂量:利多卡因50～100mg加入5%葡萄糖液20ml中,静脉注射。因疗效持续甚短,应在半小时内再将50～100mg利多卡因加入5%葡萄糖液中以1～2mg/min的速度缓慢滴注,以延长疗效。治疗中要进行心电监护,有心脏传导阻滞及心动过缓者慎用。

(9)全身麻醉:以上方法治疗失败时,在监测生命体征的情况下可试用乙醚全身麻醉,或用硫喷妥钠静脉注射。

3.维持生命功能,预防和控制并发症　癫痫持续状态可引起严重脑水肿,神经细胞水肿时更易于放电而利于癫痫发作。常规给予甘露醇、肾上腺皮质激素。根据病情可给予抗感染、降温、纠酸、维持水与电解质平衡。

4.病因治疗　继发性癫痫要尽量查明病因,病因治疗及控制发作同时进行。

5.正规抗癫痫治疗　发作被控制直至清醒前,可采用鼻饲给维持量抗癫痫药。若鼻饲有禁忌,可每6～8h肌内注射苯巴比妥钠0.1g,直至患者完全清醒,尔后根据病因不同,发作类型不同,给予正规抗癫痫治疗。

八、预后

癫痫大发作持续状态,如发作不能控制,昏迷将加深,体温升高,呼吸与循环均可衰竭。发作时间较长可导致脑水肿,酸中毒,电解质紊乱,继发感染等,病死率高达21.3%～44%。如能从长时期的癫痫持续状态中恢复过来,部分患者可留有永久性脑损害。

第九章　血液系统急症

第一节　严重贫血

贫血是指外周血中单位容积内血红蛋白(Hb)量、红细胞(RBC)计数或血细胞比容(HCT)低于相同年龄、性别或地区的正常参考值。一般以血红蛋白量低于正常参考值95％下限作为贫血的诊断标准。当血红蛋白量少于 60g/L 时称之为严重贫血。临床常表现为乏力、气短、心悸,部分患者可出现心绞痛、心力衰竭,甚或出现晕厥、精神异常等。急诊室遇到的严重贫血往往是由急性情况造成,必须尽快诊断,恰当处理。

一、病因与发病机制

明确贫血的病因对治疗十分重要。严重贫血的病因多是综合性的,如淋巴瘤不仅侵犯骨髓造血组织引起髓病性贫血,也可同时致自身免疫性溶血性贫血;同一类型的贫血也可有不同的发病机制,如巨幼细胞性贫血既有 DNA 合成障碍致红细胞生成减少,也有红细胞破坏过多和髓内溶血。急诊常见的严重贫血有以下几种。

1.急性失血(失血性贫血)　如外伤失血、消化道出血、妇科病失血、血液病等致使大量血液在短时间内由血管内到血管外或积于体腔、内脏或肌肉,血容量急剧下降,动脉血压降低,失血量若超过 2000～2500ml(总血容量的 40％～50％)则可出现严重的失血性休克,如处理不当可导致死亡。常见疾病有外伤致肝脾破裂、胃溃疡、胃癌、食管—胃底静脉曲张破裂出血、宫外孕、前置胎盘、血友病、血小板减少性紫癜等。

2.红细胞破坏过多(溶血性贫血)　包括红细胞膜异常(遗传性球形红细胞增多症、阵发性睡眠性血红蛋白尿等)、红细胞酶缺陷(G-6-PD 缺乏、丙酮酸激酶缺乏等)、血红蛋白病、卟啉代谢异常和各种原因导致的急性溶血,短期内红细胞大量破坏、骨髓造血不足以代偿,严重者除造成组织缺氧外,大量红细胞破坏形成碎片致心、肺、肾等脏器功能受损、凝血机制障碍甚至危及生命(急性肾衰竭或 DIC)。此外,常见的急性溶血原因还有输血时血型不合以及药物所致短期内红细胞大量破坏等。

3.红细胞生成减少(再生障碍性贫血) 包括骨髓疾病影响造血(如白血病、骨髓纤维化、再生障碍性贫血、骨髓增生异常等)和缺乏造血原料(如铁、叶酸和维生素 B_{12} 缺乏)等使骨髓造血能力急剧下降,引起严重急性贫血。常见的病因有:①药物,如氯霉素、磺胺类、保泰松等;②化学毒物,如苯及其衍生物;③电离辐射,如放射源事故;④病毒感染,如病毒性肝炎相关性再障;⑤免疫因素,如胸腺瘤、系统性红斑狼疮等;⑥遗传因素等。

二、临床表现

1.急性大量失血(>1000ml) 早期出现心率加快、头晕乏力、肢端湿冷、出汗恶心、面色苍白,接着出现口渴尿少、脉搏细数、晕厥乃至休克,原有慢性疾病、感染、营养不良、失水或老年患者,即使失血量较上述为少,也可导致休克或死亡。

2.急性溶血性贫血 多有体温升高、畏寒、寒战、恶心、胸闷气促乃至休克,尿色暗红或呈酱油色,皮肤黄染、关节酸痛、少尿甚至发展为急性肾衰竭。患者有输血、服药、过度劳累精神紧张等病史。

3.再生障碍性急性贫血 几乎均有出血倾向,可并发严重的身体多部位出血,60%以上有内脏出血,主要表现为消化道出血、血尿、眼底出血和颅内出血,皮肤、黏膜出血严重且不易控制。多数合并感染,体温可达 39℃ 以上。

三、体格检查

应特别注意观察生命体征,严密观察血压、脉搏、呼吸和心率,并注意观察生命体征的变化。注意皮肤有无出血点、黄染,淋巴结、肝、脾是否大及心脏有无杂音。注意检查指甲、舌乳头及神经系统的深感觉。

四、辅助检查

1.血常规 根据血红蛋白浓度、红细胞计数和血细胞比容计算出红细胞平均体积(MCV)、红细胞平均血红蛋白浓度(MCHC),有助于贫血的诊断及分类。

2.网织红细胞计数 有鉴别诊断意义。严重贫血者除血红蛋白浓度和红细胞计数不同程度减少外,急性失血性贫血和溶血性贫血者外周血白细胞和血小板计数升高、网织红细胞计数明显升高,而再生障碍性贫血者全血细胞均减少。

3.外周血涂片　观察红细胞、白细胞及血小板数量及形态的改变及有无疟原虫等。

4.骨髓　不明原因的贫血都应做骨髓穿刺或骨髓活检。

5.尿及粪常规检查　了解有无血红蛋白尿、红细胞尿及管型、尿三胆及大便隐血等。

6.其他检查　如肝肾功能测定、血清维生素 B_{12}、叶酸、铁等测定,以及根据患者的不同情况选用有关溶血性贫血、血红蛋白病等方面的特殊检查,如抗人球蛋白试验等。

五、诊断依据

根据头晕乏力、心率增快、面色苍白、尿量减少等临床表现及发热、肝脾大、血尿等检查,结合血常规、网织红细胞计数等作出贫血的诊断。应详细询问病史,重点了解贫血发生的时间、病程及贫血的症状,尤其要询问有无出血史、手术史,营养状况,有无化学毒物、放射线或特殊药物接触史;有无感染、恶性肿瘤和肝肾疾病等病史,尽可能明确贫血的类型。

六、鉴别诊断

以骨髓穿刺作为诊断和鉴别诊断的主要手段。

1.慢性病性贫血　由感染、炎症或肿瘤等引起骨髓铁利用能力下降。特点:骨髓储存铁增加,可染铁阳性,可利用铁减少,血清铁结合力低下,为小细胞低色素性贫血。

2.肾性贫血　与尿毒症有关。红细胞寿命缩短,血中肌酐、尿素氮水平明显升高,铁周转正常而利用减少,骨髓不提示再生低下。

3.白血病性贫血　血常规为全血细胞减少,网织红细胞计数减少,骨髓中原始细胞明显增多。

4.骨髓异常增生综合征　全血细胞减少,网织红细胞计数减少,骨髓增生活跃,出现两种以上的病态造血,如外周出现幼红细胞、粒细胞核分叶过少和胞质内颗粒细胞等。

七、急诊处理

患者就诊时应首先根据临床表现估计贫血的程度。多数急性贫血由失血引起,血红蛋白浓度、红细胞计数和血细胞比容(HCT)并不一定反映真实的出血量。

因为最初的几小时体液的调整和平衡尚未完成(需 24～48h),而以上三项均用体积单位表示,体内总血容量的改变与之关系不大。故用它们估计失血量不可靠。应注意观察血压、脉搏及全身状况,立即吸氧,大针头建立静脉输液通路,重点询问病史,积极寻找病因,并根据不同的病因做相应的治疗。

1.急性失血性贫血   吸氧、建立静脉通路,采取紧急措施补充血容量,防止休克的发生,迅速输入生理盐水、血浆、右旋糖酐、白蛋白等,并立即配血尽早输入全血,有严重贫血者应输红细胞纠正贫血。严密观察恰当决定输液量的多少和输液速度的快慢。同时针对出血的原因立即设法止血,必要时手术止血。应在度过急性期后及早给予高蛋白、富维生素的饮食。

2.溶血性贫血   尽可能明确贫血的病因,停止接触可疑药物或停止输不合血型等,只有去除病因才能根治。并发感染者积极控制感染。静脉滴注琥珀酸氢化可的松适用于免疫性溶血性贫血。输血或输浓缩血小板或冷沉淀物可改善贫血症状。但应注意,输血有可能加重自身免疫性贫血或诱发阵发性睡眠性血红蛋白尿,必须严格掌握指征。必要时脾切除。由于溶血性贫血患者的骨髓造血代偿性加速,对造血原料的需求量增加,注意适当补充造血原料。若少尿或无尿按急性肾衰竭处理。

3.再生障碍性贫血   凡有可能损害骨髓的物质均应设法避免接触。进行输血、抗感染等。雄激素为治疗再障的重要药物。近年来采用抗胸腺细胞球蛋白(ATC)和抗淋巴细胞球蛋白(ALC)治疗,环孢素及红细胞生成素的治疗。骨髓移植是治疗严重型再障的最佳方法。

八、预后

失血性贫血、溶血性贫血经及时对因、对症治疗后,预后较好,而急性再生障碍性贫血、急性白血病贫血病死率较高,预后较差。

第二节　白血病急诊

白血病是血液系统的恶性疾病。儿童和青少年常见。其特点为造血干细胞的克隆性恶性增殖,其克隆中的白血病细胞失去进一步分化成熟的能力而停滞在细胞发育的不同阶段,使正常造血功能衰竭。可浸润至全身各组织和器官。临床表现为贫血、出血、发热、感染和白血病细胞浸润。部分患者因出血、发热、感染和白血病细胞颅内浸润而急诊求治。症状的缓急主要取决于白血病细胞在体内的积蓄增长速度和程度。

一、病因与发病机制

病因与发病机制未明确,可能与化学因素、电离辐射、病毒感染、遗传、基因突变等有关。

二、临床表现

1.贫血 贫血常为首发症状,半数患者就诊时已有重度贫血。某些急性白血病在发病前数月甚至数年可先出现难治性贫血。

2.发热和感染 50%以上患者以发热起病。白血病本身可致发热,但较高发热(>38.5℃)常提示继发感染。感染是白血病最常见的死亡原因之一。感染以咽峡炎、口腔炎、肺部感染及肛周感染常见。皮肤感染很少化脓,易形成蜂窝织炎。严重时有败血症的表现。

3.出血 约45%急性白血病以出血为早期表现。出血可发生在全身各部位,以皮肤、黏膜出血为多见,亦可发生眼底出血、颅内出血、弥散性血管内凝血。

4.白血病细胞浸润 浅表淋巴结大多见;侵犯肝脾可引起肝脾大,并由此引起食欲减退、乏力、腹胀、消瘦等;中枢神经系统白血病以蛛网膜及硬脑膜浸润最常见,可出现头痛、恶心、视物模糊、眼球突出、视盘水肿、失明和眼外肌麻痹,严重的出现典型的脑膜炎表现或出现脑神经麻痹甚至发生偏瘫、截瘫;侵犯口腔可出现牙龈增生、肿胀;侵犯皮肤可见蓝灰色斑丘疹或结节;侵犯骨骼出现骨痛及胸骨下段压痛等。

三、辅助检查

1.外周血 急性早期白细胞数量可升高、降低或正常,红细胞、血红蛋白和血小板数量下降。贫血呈正常细胞正常色素性,仅有少数红细胞大小不等,半数病例网织红细胞数偏低。血涂片分类原始、幼稚细胞比例明显增高。

2.骨髓 初诊时骨髓象大多数增生活跃、明显活跃或极度活跃。少数增生低下。骨髓中原始及幼稚细胞≥30%,平均为64.4%,最高占99.2%。白血病细胞具有共同的形态特点:大小不一,多数体积增大,核浆比例增大,细胞核形态不规则,核染质粗糙,分布不均,核仁大且显著,核分裂象多见。细胞分化停滞在原始或幼稚阶段,稍成熟的细胞少见,杆状核及分叶核粒细胞尚有保留,呈现所谓"裂孔"现象。

四、诊断依据

根据贫血、发热、出血及白血病细胞浸润的表现,如肝脾大、淋巴结大、骨痛、神经系统症状等,并结合外周血象白细胞显著增高及血涂片分类原始、幼稚细胞比例明显增高可初步诊断。确诊依赖于骨髓穿刺,必要时骨髓活检。

五、鉴别诊断

1.再生障碍性贫血　为一种化学、物理、生物或原因不明的骨髓造血功能障碍。造血干细胞受损,外周全血细胞减少,网织红细胞减少。骨髓增生低下。

2.骨髓异常增生综合征(MDS)　全血细胞减少,网织红细胞计数减少,骨髓增生活跃,出现两种以上的病态造血,如外周出现幼红细胞、粒细胞核分叶过少和胞质内颗粒细胞等。

3.铁粒幼细胞性贫血　骨髓铁利用障碍,血清铁升高,铁结合力下降。骨髓可染铁阳性,铁粒幼细胞增多,环形铁粒幼细胞>15%。骨髓红系明显增生,以中晚幼红细胞为主,部分有轻度巨幼样变。

六、急诊处理

1.常见急诊症状的处理

(1)血小板下降或血管壁浸润引起脑出血:有严重出血时可用肾上腺皮质激素和输注血小板或新鲜血,避免搬运,止血、降颅压、预防脑水肿及脑疝。

(2)消化道出血:禁食、输血、止血,口服去甲肾上腺素、凝血酶或云南白药等。

(3)鼻及牙龈出血:冷敷,用涂有肾上腺素或麻黄碱的棉纱条填塞,或吸收性明胶海绵止血。立即耳鼻喉科会诊。

(4)弥散性血管内凝血(DIC):皮肤瘀斑、穿刺部位出血。立即补充血小板及凝血因子,输注新鲜血或浓缩血小板4~6个单位,严密观察,谨慎应用肝素。当弥散性血管内凝血并发纤维蛋白溶解症时,可在肝素治疗的同时并用抗纤溶药物(如对氨甲苯酸、氨甲环酸等)。

(5)发热:原因未明者积极寻找感染灶,连续咽拭子培养或血培养。在细菌培养获得阳性结果前立即按经验早期应用广谱高效杀菌药,以后再根据病原学检查及药敏试验结果调整用药。最好静脉内给药,剂量要充分。

(6)贫血:纠正贫血最有效的方法为积极缓解白血病。有显著贫血可酌情输注红细胞或全血,有诱发心衰者考虑输浓缩红细胞,同时治疗心力衰竭。

(7)急性肾衰竭:高尿酸血症血 pH$<$5.5 时,大量补液、输注碳酸氢盐,必要时考虑血液透析或腹膜透析。

2.化疗

(1)诱导期:联合用数种作用于细胞周期不同时相且毒性不同的化疗药物,1～2 个疗程后无效则更换治疗方案。

(2)巩固治疗阶段:继续两个疗程的诱导期方案治疗。结束后可行自体或异体骨髓移植。

(3)维持治疗阶段:单种化疗药物序贯治疗,每周更换一种,3～4 周为 1 个循环,定期联合化疗。

3.长期治疗 单一化疗药物间歇治疗,辅以干扰素治疗。适时行异体造血干细胞移植。

七、预后

急性白血病自然病程 2～3 个月。经化疗获得完全缓解者中部分患者可达治愈。

第十章　急性中毒

第一节　急性一氧化碳中毒

一、基本概念

一氧化碳（CO）为无色、无味、无刺激性的气体。一氧化碳微溶于水，易溶于氨水。通常一氧化碳由含碳物质在不完全燃烧时产生。在空气中燃烧，其火焰呈蓝色。通常在空气中含量甚少，若空气中含量达到 $12.5\% \sim 74.2\%$，有发生爆炸的危险。如果短时间内吸入高浓度的一氧化碳，浓度虽低但吸入时间较长，均可造成急性一氧化碳中毒。人吸入空气中一氧化碳含量 $>0.01\%$，即有引起急性中毒的危险；$>0.5\%$，$1 \sim 2min$ 即可使人昏倒，并迅速死亡。

二、常见病因

1. 生产性中毒　生产中接触一氧化碳的常见机会有：炼钢、炼焦等冶金生产，煤气生产，煤矿瓦斯爆炸，氨、丙酮、光气、甲醇等的化学合成，煤气灶或煤气管道泄漏，汽车尾气，使用其他燃煤、燃气、燃油动力装备等。

2. 生活性中毒　生活性中毒主要是由使用煤炭、家用煤气、石油液化气、煤油、柴油、沼气、柴草、木炭等做燃料，因通风不良、烟囱堵塞、倒烟、排气管漏气或安装不规范等原因，导致室内大量一氧化碳积聚而引起中毒。

3. 自杀或他杀性中毒　少数人故意放煤气或汽车废气导致中毒。

4. 内源性中毒　红细胞凋亡过程中，血红蛋白卟啉核的 α 甲烷桥裂解而产生一氧化碳，这是内源性一氧化碳的主要来源。人体内一氧化碳浓度基本上能保持一定的水平，有赖于内源性一氧化碳生成与肺部清除、氧化生成 CO_2 之间的平衡。但是，患有溶血性贫血者以及经微粒体酶诱导后，体内生成的一氧化碳增多，可使碳氧血红蛋白（HbCO）浓度达到 5% 而引起中毒。

三、发病机制

因一氧化碳与血红蛋白的亲和力比氧与血红蛋白的亲和力大240倍,故少量的一氧化碳即可与氧竞争,一氧化碳进入人体后极易与血红蛋白结合,形成HbCO,由于血中HbCO增加而致HbO₂减少,从而造成低氧血症;血中一氧化碳使血红蛋白的氧离曲线左移,加重了已有的低氧血症;溶解于血液中的一氧化碳直接造成细胞的呼吸障碍。除HbCO的原因外,一氧化碳与氧竞争细胞色素氧化酶造成细胞内窒息,对一氧化碳毒性具有更重要的意义。

四、临床特征

1.临床表现　急性一氧化碳中毒主要表现为急性脑缺氧性疾病,脏器也可出现缺氧性改变。部分患者可出现一氧化碳中毒神经精神后遗症,少数患者出现迟发性脑病。

(1)皮肤黏膜:一氧化碳中毒时口唇黏膜及面颊、胸部皮肤可呈特有的樱桃红色,此种征象仅部分患者出现。某些患者的胸部和四肢皮肤可出现水疱和红肿,主要是由于自主神经营养障碍所致。

(2)神经系统:轻度一氧化碳中毒时可引起头痛、头晕、眼花、恶心、呕吐、四肢无力等症状,此时及时吸入新鲜空气后,这些症状可迅速消除。随着脑缺氧的进一步加重,可产生意识障碍,其程度与脑缺氧程度一致,表现为:嗜睡、昏睡、谵妄、昏迷。脑缺氧严重时造成细胞内水肿及血管源性脑水肿,表现为:病理反射阳性,出现抽搐、癫痫持续状态、去大脑强直。若形成小脑扁桃体疝可导致呼吸抑制。脑干、下丘脑受损,可出现中枢性高热。部分患者因局部缺氧或中毒损害而致周围神经炎,且多为单神经损害,主要表现为受损神经支配区麻木、疼痛、色素减退、水肿,甚至瘫痪等。

部分一氧化碳中毒患者经抢救急性中毒症状消失,经过一段所谓“假愈期”,又出现一系列神经精神行为异常,称为迟发性脑病。最常见的症状是精神行为异常,大小便失禁,步态不稳和缄默症,最常见的体征是面具脸、眉间征、抓握反射等。

(3)循环系统:主要表现为心悸、气短、全身乏力、脉搏细数、血压下降等。心电图检查可见QT间期延长、T波改变、各种心律失常。心肌损害时常伴有各种心肌酶的升高。一氧化碳中毒导致的缺氧还可诱发或加重心绞痛及心肌梗死,增加室颤的发生率。

(4)呼吸系统:患者多表现为呼吸急促,呈现不同程度的呼吸困难,表现为点头样、叹息样或潮式呼吸。肺水肿征象也十分常见,如泡沫痰、双肺水泡音,X 线示两肺阴影。

(5)消化系统:轻度一氧化碳中毒时常伴有恶心、呕吐症状;重度一氧化碳中毒时出现大便失禁;消化道应激性溃疡,出现呕血或黑便。

(6)泌尿系统:小便失禁是一氧化碳中毒患者经常出现的症状,重度中毒者可出现急性肾衰竭症状,部分患者表现为排尿困难或尿潴留。

(7)其他:患者可伴发急性胰腺炎、血栓性血小板减少性紫癜、红细胞增多症等。

2.病情分级　急性一氧化碳中毒症状的轻、重与吸入一氧化碳的浓度、吸入时间长短成正比,同时也与个体状况有关。临床上根据病情严重程度通常分为轻、中、重三度。

(1)轻度一氧化碳中毒:HbCO 含量在 10%～20%,主要症状为头痛、头晕、颈部搏动感、乏力、眼花、恶心、呕吐、心悸、胸闷、四肢无力、站立不稳、行动不便,甚至有短暂意识障碍。如能尽快脱离中毒环境,呼吸新鲜空气或氧气,数小时后症状就可消失。

(2)中度一氧化碳中毒:血中 HbCO 含量在 30%～40%,伴汗出、心率加快、步态蹒跚、表情淡漠、嗜睡,有时躁动不安或出现昏迷。如果积极抢救可恢复正常,一般无并发症和后遗症。

(3)重度一氧化碳中毒:血中 HbCO 含量在 50%以上,患者可在短时间内突然昏倒,主要表现为昏迷,严重者昏迷可持续数小时,甚至数天。此时往往出现严重的并发症,如脑水肿、肺水肿、心肌损害、酸中毒、肾功能不全、休克等,有的并发肺部感染而发生感染性休克。此型经抢救清醒后,部分患者常遗留神经系统的后遗症,如癫痫、震颤麻痹、周围神经炎等。

五、辅助检查

1.碳氧血红蛋白测定　正常人血液中 HbCO 含量可达 5%～10%,其中有少量来自内源性一氧化碳,为 0.4%～0.7%。轻度一氧化碳中毒者血中 HbCO 可高于 10%,中度中毒者可高于 30%,重度中毒时可高于 50%。但血中 HbCO 测定必须及时,脱离一氧化碳接触 8h 后 HbCO 即可降至正常且与临床症状间可不呈平行关系。

2.动脉血气分析　一氧化碳中毒后机体处于缺氧状态,组织无氧代谢增加,血液乳酸等酸性产物浓度增加,形成代谢性酸中毒,动脉血气分析的主要特点是:动脉血氧分压（PaO_2）、氧饱和度（SaO_2）、动脉血二氧化碳分压（$PaCO_2$）下降，碱丢失，BE负值增大。

3.血乳酸测定　因缺氧后组织有氧氧化降低，无氧酵解增强，大量丙酮酸被还原成乳酸，导致血乳酸浓度升高。

4.脑电图　脑电图多数异常，以中、重度中毒者多见，迟发性脑病异常率达100％。主要为弥漫性低幅度慢波增多。脑电图对判断病情的轻重有重要的参考价值。

5.头颅CT　主要表现为病理性低密度区，以双侧皮质下白质最为多见，范围可波及额、顶、颞、枕叶和半卵圆中心，两侧苍白球可出现类圆形低密度影，重者可波及壳核。内囊密度亦可见降低。迟发性脑病者头颅CT异常更为明显。

6.MRI　重度CO中毒及迟发性脑病患者MRI的阳性率明显高于CT检查，对早期的软组织损害极为敏感，特别是脑水肿和脱髓鞘改变。它可及时明确脑损害的部位、范围，对明确诊断、指导治疗及预后评估都有十分重要的价值。

7.大脑诱发电位　体感诱发电位（SEP）、脑干听觉诱发电位（BAEP）和视觉诱发电位（VEP）3种大脑诱发电位如能同时采用，常可提高异常的检出率。

8.其他　血液检查中常可见肝、肾、心功能等异常。部分患者血常规检查提示红细胞总数及血红蛋白轻度增高。尿常规检查可见少量红细胞、白细胞及蛋白。

六、诊断思路

1.诊断原则　根据吸入较高浓度一氧化碳的接触史和急性发生的中枢神经损害的症状和体征，结合血中HbCO测定的结果，以及毒物现场空气中一氧化碳浓度测定资料，并排除其他病因后，可诊断为急性一氧化碳中毒。同时根据HbCO结果及临床表现进行轻、中、重度分级诊断。

2.鉴别诊断　轻度一氧化碳中毒需与精神病、急性酒精中毒、上呼吸道感染、高血压病、美尼尔综合征等鉴别。中、重度一氧化碳中毒需与脑出血、蛛网膜下腔出血、脑栓塞、安眠药中毒、糖尿病酮症酸中毒性昏迷、脑炎、脑膜炎、脑外伤、肝性脑病等鉴别。

七、救治方法

1.现场急救　迅速将患者脱离中毒现场，转移到空气新鲜的地方，解开衣扣、裤带，注意保暖，保持呼吸道通畅，充分给予氧气吸入。患者本人如发现有一氧化碳中毒的迹象，应立即开门、开窗，如行动不便时，也可打破玻璃窗，使新鲜空气进入室内。对于病情危重者应及早建立静脉通道。若患者已停止呼吸及(或)心脏停搏,移离现场后立即进行心肺复苏术。同时迅速转运至就近、有高压氧的医院进行救治。

2.氧疗

(1)纯氧吸入:吸入氧气可加速 HbCO 解离,增加一氧化碳的排出。吸入新鲜空气,一氧化碳由 HbCO 释放出半量的时间约需 4h,吸入纯氧则时间可缩短至 30~40min。

(2)高压氧:吸入 3 个大气压的纯氧可使一氧化碳由 HbCO 释放出半量的时间缩短至 20min。同时高压氧治疗能增加血液中溶解氧,提高动脉血氧分压,使毛细血管内的氧容易向细胞内弥散,可迅速纠正组织缺氧。高压氧对一氧化碳中毒后遗症及迟发性脑病有明显的防治作用,24h 内行高压氧治疗能明显减少一氧化碳急性中毒 6 周和 12 个月后的认知障碍后遗症。高压氧的治疗指征:①急性中、重度一氧化碳中毒,昏迷不醒,呼吸循环功能不稳定,一度出现过呼吸、心搏停止者;②中毒后昏迷时间>4h,长时间暴露于高浓度一氧化碳环境>8h,经抢救后苏醒,但不久病情又有反复者;③中毒后恢复不良,出现精神、神经症状者;④意识虽有恢复,但血 HbCO 一度升高,尤其>30%者;⑤脑电图、头部 CT 检查异常者;⑥轻度中毒患者持续存在头痛、头晕、乏力等,年龄 40 岁以上,职业为脑力劳动者;⑦孕妇或婴儿一氧化碳中毒,病情较轻者,也建议给予高压氧治疗;⑧出现一氧化碳中毒性脑病,病程在 6 个月至 1 年者。

3.防治脑水肿　严重中毒后,脑水肿可在 24~48h 发展到高峰。脱水疗法很重要,目前最常用的是 20%甘露醇静脉快速滴注,颅压增高现象好转后可减量。也可注射呋塞米脱水,甘油果糖、白蛋白、肾上腺糖皮质激素等也有助于缓解脑水肿。

4.促进脑细胞代谢、脑复苏　三磷酸腺苷、辅酶 A、细胞色素 C 和大量维生素 C、维生素 E、超氧化物歧化酶、胞二磷酰胆碱、纳洛酮、神经节苷脂等药物可抗自由基,促进脑细胞代谢,促进脑复苏。

5.维持水、电解质、酸碱平衡　急性重度一氧化碳中毒患者多有脱水、血容量不足和末梢循环不良,已伴休克者更是如此。因此,要及时补充血容量,积极维持水、电解质、酸碱平衡。而临床上,对于脑水肿合并颅内压增高的患者,多采取脱水疗法与限制补液量。因此,既要有效地控制脑水肿、降低颅内压,又要保证有效的循环血量,两者必须兼顾。

6.控制高热和治疗感染　高热对脑功能恢复不利,可采用物理降温方法,如使用冰帽、冰毯。如降温过程中出现寒战或体温下降困难时,可用冬眠药物。若出现感染,应做咽拭子、血、尿培养,选择广谱抗生素。

7.防治并发症　急性一氧化碳中毒时可出现脑外其他器官的异常,如急性肾衰竭、骨筋膜室综合征、视神经损害、急性呼吸窘迫综合征、多脏器功能障碍综合征等。应及时对心、肺、肾、肝功能及胃肠功能不全的患者进行治疗,有效防治并发症。

八、最新进展

(一)急性一氧化碳中毒后迟发性脑病发病机制

急性一氧化碳中毒迟发性脑病(DEACMP)是指一氧化碳中毒患者在经过中毒症状消失后数天或数周的"假愈期"后,出现一系列以认知功能减退为主要表现的一组神经、精神症状。既往有高血压、慢性阻塞性肺病、心脑血管病及动脉硬化等基础疾病者发生 DEACMP 比例较无相关病史者明显增高。目前该病发病机制尚不十分明确,多数学者认为缺血、缺氧、细胞毒素作用、免疫因素、自由基以及神经递质或体液成分的变化都有可能参与本病的发生与发展。

缺血缺氧机制是最早提出的学说,理论根据是一氧化碳入血后与血红蛋白的亲和力是氧气的数倍,同时抑制组织中氧合血红蛋白的解离,影响细胞内呼吸,造成机体组织严重缺氧,从而引起多器官系统平衡紊乱。通过比较一氧化碳中毒患者临床过程变化与碳氧血红蛋白浓度的关系,发现测定血液中 HbCO 浓度可以一定程度上反映病情的轻重及迟发性脑病的发病率和预后。但随着研究的深入,单纯用缺血缺氧已不能解释 DEACMP 的发生,认为细胞凋亡机制也参与了DEACMP 的发生与发展。对迟发性脑病患者行 MRI 或 CT 检查时发现在海马回、大脑皮质、纹状体等部位均有异常信号,而这些部位的作用正是与 DEACMP临床症状密切相关。在动物实验也发现大鼠急性一氧化碳中毒后在相同部位出现了明显神经细胞凋亡,并表现出类似的临床症状,但具体机制目前尚未完全明确。目前研究认为,氧自由基损伤和兴奋性氨基酸都可能参与了 DEACMP 神经细胞凋亡。

炎症及免疫损伤机制在 DEACMP 发病机制中也具有重要意义。黄嘌呤氧化还原酶在一氧化碳中毒神经病理性损伤中起着基础作用,而黄嘌呤氧化还原酶与免疫反应密切相关。血管内炎症反应、免疫损伤在 DEACMP 中起着重要的作用。炎症因子如白介素-2、白介素-4、白介素-6、白介素-10 及 C 反应蛋白等可能参与了DECAMP 的发病和进展,认为细胞因子参与了疾病的免疫学机制,同时临床研究表明,急性一氧化碳中毒患者的病情严重程度与血清细胞间黏附分子-1、超氧化物歧化酶、血浆溶血磷脂酸及血浆神经元特异性烯醇酶水平也具有一定的相关性。

从信号转导(NO/NOS)机制方面研究 DEACMP 发病机制,认为 NO 可能参与了一氧化碳中毒后疾病的病理生理过程。NO/NOS 系统可能在急性一氧化碳中毒大鼠纹状体内羟基增殖中发挥作用。进一步研究其发病机制,从信号转导(NO/CO)及细胞凋亡方面可作为突破点。

(二)急性一氧化碳中毒后迟发性脑病治疗

1.高压氧治疗 是临床治疗 DEACMP 的主要方法。高压氧不仅能提高血氧分压,增加氧的物理溶解度,提高氧的弥散能力,增加血液和组织的氧含量,从根本上改善脑组织细胞的缺血、缺氧状态,促进神经细胞恢复,还有减轻脑水肿,降低颅内压,促进侧支循环的建立及病变血管的恢复,改善脑代谢,恢复脑功能等作用。有报道高压氧治疗可抑制炎性反应和凋亡,起到保护脑细胞作用。

2.紫外线照射血液并充氧疗法 是抽取患者少量静脉血,在体外经紫外线照射及充氧后再回输入患者体内的一种治疗方法。可提高血氧饱和度及血浆氧分压,可看作内给氧治疗的延伸。此方法简便,安全实用。按每次 2～3ml/kg 抽取患者自身静脉血,经过体外抗凝后置于一特制的石英玻璃容器内,采用 5～10 个生理剂量的紫外线照射和充氧 5L/mm,然后一次回输,在 20～30min 内输完为宜。每日一次,酌情2～3d 一次,5～10d 为一疗程。必要时间隔 20～30d 再做第二疗程。

3.药物治疗 激素治疗能增加血管的致密性,减少渗出,减轻内皮细胞的水肿和血管内膜炎症,扩张痉挛收缩的血管,改善脑的血液循环,防止脑细胞变性坏死。此外,激素对 DEACMP 患者的脑白质广泛的脱髓鞘改变、脑组织毛细血管内皮细胞增生、脑神经递质代谢异常、细胞毒性损伤等几种异常改变均有很好的治疗作用。尼莫地平为第二代双氢吡啶类钙通道拮抗剂,对缺血性脑损伤有良好的保护作用。实验发现,尼莫地平对一氧化碳中毒所致脑损伤有治疗作用,能显著降低一氧化碳中毒小鼠急性期死亡率和总死亡率,并能改善一氧化碳中毒所致的学习记忆能力的损伤,避免海马神经元延迟性死亡,阻遏单胺氧化酶活性的异常升高。通过临床观察发现,纳洛酮、依达拉奉联合尼莫地平治疗重度急性一氧化碳中毒具有临床疗效,尼莫地平脂溶性强,易通过血脑屏障,能选择性作用于颅内血管,抑制 Bcl-2 和 Bax 等的表达,发挥保护脑细胞的作用;还可扩张脑血管,改善脑部供血抑制神经元细胞坏死和凋亡,提高组织对缺血、缺氧的耐受力。

第二节　急性农药中毒

一、有机磷农药中毒

有机磷农药是我国使用最广、用量最大的一类农药,对人畜均具毒性。常见的有敌敌畏、乐果、敌百虫、锌硫磷、甲胺磷、对硫磷(1605)、内吸磷(1059)、马拉硫磷(4049)、甲拌磷(3911)等。

(一)中毒机制

有机磷农药被吸收进入体内后,很快分布到胆碱能神经的神经突触和神经—肌肉接头部位,与胆碱酯酶结合形成磷酰化胆碱酯酶(中毒酶)。磷酰化酶失去水解乙酰胆碱的能力,导致乙酰胆碱在突触间隙大量积聚。积聚的乙酰胆碱对胆碱受体产生过度激动,导致中枢和外周产生强烈的胆碱能效应,即有机磷农药的中毒症状;多数平滑肌收缩增强,腺体分泌增加,心脏收缩先增强后减弱,心率先增快后减慢,皮肤、内脏、肌肉的血管舒张,胃肠道及膀胱的括约肌松弛,肾上腺髓质分泌增加,骨骼肌兴奋性增高等。

另外,有机磷直接作用于胆碱能受体;直接损害神经元,造成中枢神经细胞死亡;抑制神经病靶酯酶,造成退行性多神经病等。

(二)临床表现

1.急性胆碱能危象　　急性胆碱能危象是急性有机磷农药中毒的主要临床表现,在中毒后立即发生:①毒蕈碱(M)样症状:多数腺体分泌增加、平滑肌收缩及括约肌松弛。表现为多汗、流涎、流泪、流涕、多痰及肺部湿啰音,胸闷、气短、呼吸困难、瞳孔缩小、视力模糊、恶心、呕吐、腹痛、腹泻、肠鸣音亢进,尿、便失禁。②烟碱(N)样症状:交感神经兴奋和肾上腺髓质分泌,表现为皮肤苍白、心率增快、血压升高。骨骼肌神经—肌肉接头阻断,表现为肌颤、肌无力、肌麻痹等,呼吸肌麻痹导致呼吸衰竭。③中枢神经系统症状:轻者头晕、头痛、情绪不稳,重者抽搐、昏迷,严重者呼吸、循环中枢受抑制而死亡。

急性胆碱能危象的程度可分为三级:①轻度中毒:头晕、头痛、恶心、呕吐、出汗、胸闷、视力模糊、无力等。瞳孔可能缩小。②中度中毒:除上述中毒症状外,尚有肌束震颤、瞳孔缩小、轻度呼吸困难、大汗、流涎、腹痛、腹泻、步态蹒跚、神志清楚或模糊、血压可以升高。③重度中毒:除上述中毒症状外,出现神志不清、昏迷,瞳孔如针尖大小,肺水肿,全身肌束震颤,大小便失禁,呼吸衰竭。

2.中间期综合征　发生于中毒后 24～96h 或 2～7d,在胆碱能危象和迟发性多神经病之间,故称中间期综合征。发病时胆碱能危象多已控制,表现以肌无力最为突出。涉及颈肌、肢体近端肌、颅神经Ⅲ～Ⅶ和Ⅹ所支配的肌肉,重者累及呼吸肌。表现为抬头困难、肩外展及屈髋困难;眼外展及眼球活动受限,眼睑下垂,睁眼困难,复视;颜面肌、咀嚼肌无力、声音嘶哑和吞咽困难;呼吸肌麻痹则有呼吸困难、频率减慢、胸廓运动幅度变浅,进行性缺氧致意识障碍、昏迷以至死亡。在缺氧发生之前意识正常,无感觉障碍。全血或红细胞胆碱酯酶活性明显低于正常,一般持续 2～20d,个别可长达 1 个月。

3.有机磷迟发性神经病(OPIDP)　有机磷迟发性神经病多在急性中毒恢复后 1～2 周开始发病,首先累及感觉神经,逐渐发展至运动神经。开始多见于下肢远端部分,表现为趾端发麻、疼痛等,后逐渐向近端发展,疼痛加剧,脚不能着地,手不能触物。约 2 周后,疼痛减轻转为麻木,肢体开始无力,逐渐发展为弛缓性麻痹,出现足腕下垂。少数发展为痉挛性麻痹,可伴有植物神经功能障碍。恢复期一般 0.5～2 年,少数遗留终身残废。

(三)实验室检查

血液胆碱酯酶活力(ChE)降低,轻度中毒全血胆碱酯酶活性一般为正常的 50%～70%,中度中毒为 30%～50%,重度中毒在 30%以下。

(四)诊断和鉴别诊断

1.病史　有机磷农药接触史或口服史。

2.临床表现　毒蕈碱样症状和(或)烟碱样症状和(或)中枢神经系统症状。有瞳孔缩小、大汗、流涎、恶心呕吐、肌束震颤、呼吸困难及神志改变等即可诊断为有机磷农药中毒。

3.辅助检查　①全血胆碱酯酶活性测定;②毒物检测——呕吐物、洗胃液、血、尿检测到有机磷农药;③尿中有机磷代谢产物测定——如对硫磷中毒尿中测到对硝基酚,敌百虫中毒尿中三氯乙醇含量增高。

4.鉴别诊断　注意与氨基甲酸酯类农药、拟除虫菊酯类农药、有机氯类农药中毒鉴别。除接触史和临床表现外,有机磷杀虫剂中毒者体表或呕吐物一般有蒜臭味,而其他农药则无。

(五)救治措施

1.清洗去毒　将中毒者移离染毒环境,脱去污染衣物,用肥皂及清水彻底清洗染毒的皮肤、甲下及毛发。经口中毒者先催吐后洗胃,常用洗胃液为清水、3%～5%碳酸氢钠溶液(碱性液)与1∶5000高锰酸钾溶液(氧化剂)。对硫磷和马拉硫磷中毒禁用氧化剂,敌百虫中毒禁用碱性溶液。

2.解毒治疗

(1)抗胆碱药:与乙酰胆碱争夺胆碱能受体,拮抗乙酰胆碱的作用,对抗急性有机磷农药中毒所致的呼吸中枢抑制、支气管痉挛、肺水肿、循环衰竭。常用抗胆碱药有两类:外周作用较强的抗胆碱药(节后抗胆碱药),对外周及中枢毒蕈碱(M)样胆碱能受体有阻断作用,如阿托品。中枢作用较强的抗胆碱药,对中枢毒蕈碱(M)样受体、烟碱(N)样受体及外周毒蕈碱(M)样受体有阻断作用,如东莨菪碱。最常用的抗胆碱药为阿托品,首次用量和重复用量根据病情轻重及用药后的效应而定。一般首次用量轻度中毒1～4mg,中度5～10mg,重度10～20mg,同时应用胆碱酯酶复能剂。后根据病情分别重复多次给予0.5～1mg(轻度)、1.0～2.0mg(中度)、2.0～3.0mg(重度),直至毒蕈碱样症状消失,出现阿托品化。经口中毒者,需重复用药多次,必须维持阿托品化3～7d。

(2)胆碱酯酶复能剂:作用是使磷酰化胆碱酯酶在"老化"之前重新恢复活性。现有复能剂为肟类药物,除能使磷酰化胆碱酯酶恢复活性外,对肌颤、肌无力和肌麻痹有直接对抗作用。肟类复能剂有氯磷定(PAM-C1)、解磷定(PAM-I)、甲磺磷定(P2S)、双复磷(DM04)、双解磷(TMB4)等,常用的是氯磷定和解磷定。氯磷定的用法为:轻度中毒0.5～1.0g肌内注射,1～2次即可;中度中毒首次1～2g肌内注射,以后1～2h重复1次,每次0.5～1.0g,症状好转后减量;重度中毒首次2.0～2.5g肌内注射或静脉注射,后每2h给1g,24h可用至10g,症状好转后减量,胆碱酯酶活力稳定在50%以上2d停药。

解毒剂的使用原则:①合并用药:抗胆碱药能对抗外周M样症状和中枢症状,起效快。复能剂能使中毒酶恢复活性,并直接对抗外周N样症状,两者合用疗效最好。抗胆碱药中,外周作用强的药物与中枢作用强的药物伍用疗效最好。②尽早用药:重度有机磷中毒病情凶险,发展迅猛,中毒酶有"老化"现象,故给药愈早疗效愈好。③足量用药:解毒剂只有达到一定剂量时才能取得最好的疗效,首次足量给药疗效高恢复快。抗胆碱药的足量指标是出现阿托品化,复能剂的足量指标是肌颤消失、血液胆碱酯酶活性恢复至50%～60%以上。④重复用药:有机磷农药要48h才能完全排出体外,解毒剂作用时间较短,如肟类复能剂血中半衰期为1～2h,故在中毒后必须重复给药以巩固疗效,直至有机磷完全排出体外为止。但要根据病情和药物的半衰期给药,不能定时地机械地重复同一剂量。

6 岁以下儿童不要使用解磷定注射液,可以按千克体重计算分别给予解毒药:阿托品首次用量,重度中毒为 0.5～1mg/kg,中度中毒 0.3～0.5mg/kg,轻度中毒 0.1～0.3mg/kg;氯磷定首次用量,重度中毒 30～50mg/kg,中度中毒 20～30mg/kg,轻度中毒 15～20mg/kg。

3.对症处理

(1)救治过程中要经常注意清除毒物,防止毒物继续吸收。

(2)重度中毒尤其是就医较迟、洗胃不彻底、吸收毒物较多者,可采取血液灌流或血液置换等辅助排毒措施。

(3)保持呼吸道通畅,呼吸困难、发绀时,立即吸氧。呼吸衰竭时进行人工通气。

(4)镇静抗惊,地西泮 10～20mg 肌内注射或静脉注射,必要时可重复。

(5)维持循环功能,防治休克,纠正心律失常。

(6)防治脑水肿,给予利尿脱水剂,常用 20%甘露醇快速静脉滴注,15～30min 滴完,每 6～8h 一次。地塞米松大剂量短程治疗,每日 30～60mg,分数次静脉给药。

(7)维持液体、电解质、酸碱平衡。

(8)防治肺部感染、保肝治疗、加强护理等。

4.有机磷中毒反跳的治疗   有机磷中毒患者,经过积极的治疗症状明显缓解后,病情突然急剧恶化,重新出现中毒症状而且比前加重,临床上称为反跳现象。反跳出现时间一般在急性有机磷中毒后 2～8d;乐果中毒反跳出现时间较晚,多在中毒的 5～9d。反跳的预后通常较差,病死率甚高。出现反跳可能的机制是:①毒物清除不彻底;②有机磷在肝内逐渐代谢氧化增强了毒性。某些有机磷化合物经肝脏代谢后,毒性可增加多倍,其代谢产物随胆汁储存于胆囊,当进食或受神经反射刺激时,胆囊收缩,毒物随胆汁进入肠道而致再吸收中毒。反跳时由于 M 受体的敏感性增高,所以中毒症状严重,而机体在经过长期的解毒治疗后对阿托品产生耐受等使治疗困难,所以病死率高。

治疗要点:①须用大剂量解毒剂:特别是抗胆碱药,患者一旦出现反跳,要达到阿托品化所需阿托品量要比反跳前大 5 倍以上,且减量要缓慢;②早期加用大剂量皮质激素:皮质激素可抑制人体应激反应,促进心肌代谢,提高心肌对缺氧的耐受性,因而对反跳患者是有益的;③加强对症支持治疗。

5.有机磷迟发性神经病(OPIDP)的治疗　以对症治疗及理疗为主,急性中毒抢救治疗恢复后,强调休息。辅助以神经营养剂如 B 族维生素、辅酶 A 和三磷腺苷(ATP)等药物,泼尼松或地塞米松亦有一定疗效,病程长则给予康复治疗,按摩、运动疗法对促进功能恢复有帮助。重症者可恢复不全,留有后遗症,少数病例可见脊髓损害后遗症。

二、氨基甲酸酯类农药中毒

氨基甲酸酯类农药是 20 世纪 50 年代,继有机氯和有机磷之后发展起来的一类农药,我国生产使用的有呋喃丹、西维因、叶蝉散、灭多威、涕灭威、巴沙、速灭威等。

(一)中毒机制

氨基甲酸酯类农药与有机磷农药类似,与胆碱酯酶结合形成氨基甲酰化胆碱酯酶(中毒酶),使酶失去水解乙酰胆碱的活性。与有机磷农药的区别有:①不需要经过活化,即可直接与胆碱酯酶结合;②与胆碱酯酶结合所形成的是一种松散的络合物,被抑制的酶可快速水解而自动恢复活性,不存在"老化"的问题;③肟类复能剂通常不能促使被抑制的酶复能,反而妨碍酶的复能。

(二)临床表现

急性中毒的临床表现与有机磷农药类似。但毒性发作快,中毒潜伏期短,经口多在 1～3h,快者 15min 即可出现症状。中毒发作后亦有毒蕈碱样、烟碱样和中枢神经中毒症状,但均较相同程度有机磷农药中毒轻。开始出现胸闷、乏力、头晕、恶心、呕吐、腹痛、多汗、流涎、瞳孔缩小和视力模糊等,随后出现胸闷加剧、肌束震颤、呼吸道分泌物增多和呼吸困难、意识障碍等,严重者也可见中毒性肺水肿、脑水肿、呼吸衰竭和昏迷、大小便失禁。

(三)实验室检查

血液胆碱酯酶活性下降,尤其红细胞胆碱酯酶活性下降明显。

(四)诊断与鉴别诊断

1.病史　有氨基甲酸酯类农药接触史和口服史。

2.临床特征　如上述中毒的临床表现。

3.化验检查　血液胆碱酯酶活性下降。

4.鉴别诊断　注意与有机磷农药中毒相鉴别,氨基甲酸酯类农药中毒呕吐物及洗胃液无蒜臭味,潜伏期短,症状相对较轻,持续时间短,轻者有自动恢复的趋势。

(五)救治措施

1.清洗去毒　以碱性溶液(3%碳酸氢钠)清洗,口服者给予洗胃,不宜用高锰酸钾等氧化剂,导泻用盐类泻剂。

2.解毒治疗　特效解毒药物为阿托品,不同程度和不同途径中毒的阿托品用量不同。一般来说,轻度中毒每次 1～2mg,重复用药时间 30min;中度中毒每次 2～3mg,重复用药时间 15～30min;重度中毒每次 3～5mg,重复用药时间10～15min。

轻、中度中毒肌内注射给药,不需阿托品化,严重中毒必须静脉推注。经口中毒的严重病例,应达到阿托品化,但病情好转即应减量和延长给药间隔时间(一般6～12h),防止阿托品过量中毒。维持用量,轻、中度中毒可每 4～6h 用阿托品0.5～1mg;严重中毒每 2～4h 用 1～2mg;维持时间,绝大部分为24h,经口严重中毒也不超过 48h。

一般不用肟类复能剂,因为它与中毒酶结合,妨碍其自动水解,使中毒酶不能自行重活化。

3.对症综合治疗　①中毒早期补充碳酸氢钠等碱性溶液和给予肝泰乐。②重症病例可考虑使用皮质激素,呼吸抑制较重者可使用纳洛酮。③有脑水肿应给予肾上腺皮质激素及甘露醇等脱水。④有抽搐者应用安定治疗,不宜选用巴比妥类药物,因为它们会促进毒物氧化。

三、拟除虫菊酯类农药中毒

拟除虫菊酯类农药是模仿天然除虫菊素的化学结构,由人工合成的一类农药。我国使用量最多者为溴氰菊酯(敌杀死、凯素灵、敌卡菊酯、凯安宝)、氰戊菊酯(戊氰菊酯、杀灭菊酯、速灭杀丁、速灭菊酯、来福灵)、氯氰菊酯(兴棉宝、灭百可、安绿定、赛波凯)和甲氰菊酯(扫灭利)。

(一)中毒机制

尚未完全阐明,目前认为主要是影响细胞膜的功能,干扰钠离子通道。具体作用方式有:①作用于神经细胞膜的钠通道,导致钠离子通道的 M 闸门关闭延迟,去极化延长,保持小量钠离子内流,形成去极化后电位及重复去极化。②和神经细胞膜受体结合,改变膜的三维结构,导致膜的通透性改变。③溶于神经细胞膜的类脂中,修饰膜的离子通道。④抑制 Na^+-K^+-ATP 酶、Ca^{2+}-Na^+-ATP 酶,造成膜内外离子转运平衡失调。持续的重复发放神经冲动,将使膜内离子梯度衰减,最终引起神经传导阻滞。

(二)临床表现

生产性中毒潜伏期1~24h,平均4~6h。开始多为皮肤黏膜明显刺激症状,体表污染区感觉异常:麻木、烧灼感、瘙痒、针刺及蚁行感等,常有面红、流泪和结膜充血。眼内污染立即引起眼痛、畏光、流泪、眼睑红肿和球结膜充血。呼吸道吸收可刺激鼻黏膜引发喷嚏、流涕,并有咳嗽和咽充血。全身中毒症状相对较轻,较多为头晕、头痛、乏力、肌束震颤及恶心、呕吐等一般神经症状和消化道症状,但严重者也有流涎、肌肉抽动甚至抽搐,伴意识障碍和昏迷。

经口中毒大多在10min至1h出现中毒症状,恶心、呕吐、胸闷和呼吸困难,个别病例有肺水肿。重症者除头晕、头痛、乏力、多汗、口唇及肢体麻木外,抽搐比较突出。非含氰类菊酯中毒主要症状为兴奋不安、震颤,抽搐比较轻,含氰类菊酯中毒则大量流涎、舞蹈样扭动、肌痉挛和阵发强直性抽搐,类似癫痫大发作。可反复发作,多者10~30次/天,反复抽搐后常致体温升高、昏迷。拟除虫菊酯类农药急性中毒预后较好,治愈后无后遗症,死亡率较低。

(三)实验室检查

心电图有异常改变,脑电检查常也有异常,但皆无特异性。全血ChE活力无明显改变,肝肾功能一般无异常。

(四)诊断与鉴别诊断

1.病史　有拟除虫菊酯类农药接触史或口服史。

2.临床特征　以神经系统兴奋性增高为主的临床表现,如头晕、头痛、乏力、多汗、口唇及肢体麻木,重症者抽搐。

3.化验检查　血液ChE活性无变化。

4.毒物检测　呕吐物、洗胃液、血、尿等毒物检测有助于确诊。

5.鉴别诊断　与有机磷农药中毒鉴别,呕吐物及洗胃液无有机磷农药的蒜臭味,血液胆碱酯酶活性正常。有抽搐者应与有机氯和有机氟农药(氟乙酰胺、氟乙酸钠)、杀鼠剂(毒鼠强、杀鼠嘧啶)等中毒鉴别。

(五)救治措施

1.清洗去毒　皮肤污染以肥皂水等清洗。口服者以2%~4%碳酸氢钠洗胃,洗胃后注入活性炭悬浮液,用盐类泻剂导泻,忌用油类泻剂。

2.解毒治疗　无特效解毒药。葛根素和丹参对试验中毒动物有保护和治疗作用,已试用于临床,葛根素静脉滴注 5mg/kg,2～4h 重复一次,24h 不宜大于 20mg/kg,症状改善后每日 1～2 次,直至症状消失。

3.对症处理　①控制抽搐:地西泮或巴比妥类肌内注射或静脉注射。抽搐未发生前可预防性使用,抽搐控制后维持用药防止抽搐复发。剂量根据病情而定,安定 10～20mg 或阿米妥钠 0.1～0.3g 缓慢静脉注射。②控制流涎和出汗:阿托品 0.5～1mg 肌内注射或皮下注射。发生肺水肿者可增大剂量至每次 1～2mg,不可用大剂量阿托品作"解毒治疗"。③应用肾上腺素皮质激素治疗肺水肿、严重心肌损害和全身变态反应(如哮喘)。④利尿排毒:输液,维持水、电解质和酸碱平衡,适当补充碳酸氢钠。口服或静脉滴注肝泰乐,促进毒物代谢。⑤严重病例可予血液灌流,以清除血中毒物。

四、沙蚕毒素类农药中毒

沙蚕毒素类是 20 世纪 60 年代发展起来的一类杀虫剂,杀虫谱广,效力高,对人畜毒性较低,尤其经皮肤毒性较小。主要品种有杀虫双、杀虫环、巴丹和杀虫磺等,其中杀虫双是我国制造和使用最多的品种,发生急性中毒最多,均为经口中毒。

(一)中毒机制

主要是竞争性占据胆碱能神经递质的受体,阻断突触传导。小剂量以周围性神经—肌肉阻滞为主,大剂量可直接作用于中枢神经。其次,具有轻度抑制胆碱酯酶活性的作用,可兴奋 M 胆碱受体。其硫醇基团($-S-OH$)与受体的巯基形成二硫键($-S-S$),体内很多具有巯基的酶可因二硫键形成而受到损害,这是巯基类络合剂用于解毒治疗的药理学基础。

(二)临床表现

经口中毒潜伏期短,大多 0.5～1h,短者 10～15min。轻、中度中毒主要表现为头昏、眼花、心悸、乏力、出汗、流涎、面色苍白、肌束颤动等神经系统症状以及恶心、呕吐、腹痛、上腹不适感等消化道症状。严重中毒有瞳孔缩小,对光反应迟钝,烦躁不安,全身肌肉抽动,抽搐和昏迷,并可因呼吸肌麻痹而致呼吸衰竭。中毒症状一般持续时间不长,如能安全度过急性期(24h),一般可恢复。

(三)实验室检查

部分病例全血 ChE 活力轻度下降,一般在正常值的 50% 以上。

(四)诊断与鉴别诊断

1.病史　有沙蚕毒素类农药接触史或口服史。

2.临床特征　　如上述胆碱能神经兴奋的临床表现。

3.实验室检查　　无特异性诊断指标,必要时作毒物鉴定。

4.鉴别诊断　　有农药接触史但种类不清时,必须与有机磷、拟除虫菊酯及有机氯类农药中毒相鉴别。

(五)救治措施

1.清洗去毒　　皮肤污染用肥皂水清洗。口服中毒用2%～4%碳酸氢钠溶液洗胃,洗胃后给活性炭悬浮液,导泻用盐类或油类泻剂均可。

2.解毒治疗　　①阿托品:阿托品有拮抗M胆碱能受体兴奋的作用。用法与有机磷农药中毒不同,只需用小剂量:轻、中度中毒每次0.5～1.5mg,每1～4h一次,肌内注射,不需达到阿托品化;重度中毒每次2～3mg,每1/4～1h一次,肌内注射或静脉注射,好转后即减量为1mg,每8～12h一次肌内注射,维持用药2～3d。②巯基类络合剂:二巯基丙磺钠肌内注射,每次0.25g,每6h一次,用1d;重度中毒首剂可静脉注射,后改为肌内注射,第二日如病情需要仍可肌内注射0.25g,共用2～3次即可,间隔时间可延长至8～12h。忌用肟类复能剂,否则加重胆碱酯酶抑制。

五、杀鼠剂中毒

常用的杀鼠剂按其主要毒理作用可分为:①抗凝血类杀鼠剂,如敌鼠钠、氯敌鼠、溴鼠隆、溴敌隆等;②神经毒性杀鼠剂,如有机氟杀鼠剂及毒鼠强;③其他杀鼠剂,如安妥、磷化锌。前二者为引起人畜中毒的常见杀鼠剂。

(一)抗凝血类杀鼠剂中毒

1.中毒机制　　干扰肝脏对维生素K的利用,抑制凝血因子Ⅱ、Ⅶ、Ⅸ、Ⅹ,影响凝血酶原合成,使凝血时间延长,代谢产物中的苄叉丙酮可破坏毛细血管壁。

2.临床表现　　口服后经3～4d,出现恶心、呕吐、腹痛、食欲减退、精神不振、低热等。中毒量小者无出血现象,可不治自愈。达到一定剂量时,除上述症状外,表现出血倾向,血尿、鼻出血、齿龈出血、皮下出血,重者咯血、吐血、便血及其他重要脏器出血,可死于脑出血、心肌出血。

3.实验室检查　　出血时间延长、凝血时间和凝血酶原时间延长,第Ⅱ、Ⅳ、Ⅸ、Ⅹ凝血因子减少或活动度下降。

4.诊断　　根据杀鼠剂的接触史或口服史,3～4d后表现出血倾向及实验室检查即可明确诊断。

5.救治措施

(1)清洗去毒:口服后催吐、洗胃,洗胃后可灌入活性炭悬浮液,并用硫酸镁导泻。

(2)解毒治疗:维生素 K_1 是特效解毒剂。一般口服中毒后先予对症处理,观察 $4\sim5d$ 无出血倾向,凝血酶原时间及活动度正常,不需用维生素 K_1 治疗。轻度血尿及凝血酶原时间及活动度不正常,维生素 K_1 $10\sim20mg$,肌内注射,每日 $3\sim4$ 次;严重出血者首剂 $10\sim20mg$ 静脉注射,继而 $60\sim80mg$ 静脉滴注,一日总量可达 $120mg$。一般连续用药 $10\sim14d$,出血现象消失、凝血酶原时间及活动度正常后停药。维生素 K_3、K_4 对此类抗凝血剂中毒所致出血无效。

(3)其他措施:给予肾上腺糖皮质激素及大剂量维生素 C 和芦丁,出血量大者输新鲜血,积极防治脑出血和心肌出血等。

(二)有机氟杀鼠剂中毒

有机氟杀鼠剂亦为农药杀虫剂,主要指氟乙酰胺和氟乙酸钠。本品无臭、无味,残效期长,化学性质稳定,煮沸不能分解。因毒性较大及能引起二次中毒,我国已命令禁止生产。

1.中毒机制   氟乙酰胺(或氟乙酸钠)进入人体后即脱胺(钠)成为氟乙酸,与辅酶 A 形成氟乙酰辅酶 A,继而与草酰乙酸作用,最后生成氟柠檬酸,氟柠檬酸不能被乌头酸酶作用,反而抑制乌头酸酶,致使柠檬酸不能代谢为乌头酸,三羧酸循环因而中断,导致组织细胞产生难以逆转的病理变化。

2.临床表现   口服潜伏期短,一般 $2\sim15h$ 内发病,重者在 1h 内。主要表现为恶心、呕吐、胸骨后或上腹部疼痛、头晕,重者尖叫、抽搐、意识不清甚至心搏骤停。典型症状为阵挛性抽搐及强直性惊厥。

3.实验室检查   血、尿中柠檬酸含量增高。血酮水平上升,血钙下降。心电图显示心律失常、Q-T 间期延长、ST-T 改变。心肌酶谱活力增高,其中 CK 的增高尤为明显。

4.诊断   根据口服史及误食染毒食物史、临床表现和实验室检查可作出诊断。呕吐物、血、尿标本检测到氟乙酰胺或氟乙酸钠进一步确定诊断。

5.救治措施

(1)清洗去毒:口服时可用 $1:5000$ 高锰酸钾或 0.15% 石灰水洗胃,洗胃后酌情灌入适量白酒或食醋,提供乙酰基而达到解毒效果。

(2)解毒治疗:特效解毒药为乙酰胺(解氟灵),用法每次 $2.5\sim5g$,肌内注射,每日 2～4 次;或一日总量 0.1～0.3g/kg,分 2～4 次肌内注射。为了减轻注射局部疼痛,可加入 1% 普鲁卡因。危重者首次注射剂量可为全日剂量的一半,即 10g。连用 5～7d。无解氟灵时,可用醋精(甘油酸酯)0.1～0.5mg/kg,每半小时 1 次肌内注射(成人一般用 6～30mg);或无水乙醇 5ml 溶于 10% 葡萄糖液 100ml 中静脉点滴。

(3)控制惊厥:解毒剂不能立即控制抽搐,需辅以抗惊治疗。肌内注射苯巴比妥钠,或在呼吸监护下静脉注射大剂量地西泮或咪达唑仑。

(4)其他对症处理:静脉滴注 1,6-二磷酸果糖,防治感染,维持水、电解质及酸碱平衡,昏迷深者亦可试用高压氧疗法。

(三)毒鼠强中毒

毒鼠强又名没鼠命、四二四等,是一种对人畜有剧烈毒性的化合物,人的致死量为 5～12mg(0.1～0.2mg/kg)。化学性质稳定,易造成二次中毒。国内外已禁止使用。

1.中毒机制 毒鼠强为一种中枢神经兴奋剂,具有强烈的致惊作用。一般认为其致惊作用是拮抗中枢神经系统的抑制性递质 γ-氨基丁酸的结果。

2.临床表现 潜伏期短,除由胃肠道吸收外并可通过口腔和咽部黏膜迅速吸收,口服后于 0.5～1h 内发病。开始症状有头痛、头晕、乏力、不安、恶心呕吐、腹痛。典型症状为阵挛性抽搐及强直性惊厥。惊厥时的表现和脑电图改变类似一般癫痫大发作,严重者可因呼吸衰竭而死亡。

部分中毒者有心律失常,心动过缓或心动过速,心电图 ST-T 改变,心肌酶谱活性升高,肝功能损害。

3.实验室检查 心电图显示心律失常、ST-T 改变,心肌酶谱活性升高,肝功能损害,但无特异性诊断意义。

4.诊断 根据毒鼠强口服史或进食染毒食物史,职业接触史(如配制毒饵、撒放毒饵等),以及潜伏期短、癫痫大发作样全身惊厥的临床表现可作诊断。血、尿、胃内容物中发现毒鼠强进一步确诊。

5.救治措施

(1)清洗去毒:催吐、洗胃、灌服活性炭及导泻。

(2)抗惊治疗:肌内注射苯巴比妥钠、静脉注射地西泮、咪达唑仑或异戊巴比妥钠等,根据病情确定用量,并重复多次注射至惊厥控制为止。为防止大剂量用药引起呼吸抑制,可在呼吸控制下给药。惊厥控制后要继续观察,可再次发生惊厥。毒鼠强长期在体内存留,一次中毒后血液可长期检出毒鼠强,有长达 3 个月者。抗惊治疗一般持续 3～7d,甚至在 1 个月内仍需给予镇静抗惊药物。

(3)血液灌流:活性炭或合成树脂血液灌流可排出毒鼠强,但灌流后即时未见到血浓度有明显减低,要进行多次后才能明显降低血中毒鼠强浓度。

(4)其他综合治疗:吸氧,维持水、电解质和酸碱平衡,特别是保护心、肝、肾功能,合并急性肾功能衰竭时可联合进行血液灌流和血液透析。

六、除草剂中毒

(一)百草枯中毒

百草枯又称克芜踪、对草快。属接触灭生性除草剂,兼有内吸作用,能破坏绿色植物组织,与土壤接触后较快失去活性,无残留,也不污染环境,适用于干旱地除草或农田耕前速效除草。

1.中毒机制   中毒机制尚未阐明,一般认为百草枯是电子受体,可被肺Ⅰ型和Ⅱ型细胞主动转运而摄取到细胞内,作用于氧化还原反应,在细胞内形成过量的超氧化阴离子自由基(O_2^-)及过氧化氢(H_2O_2)等,引起肺及其他许多组织器官细胞膜脂质过氧化,从而造成以肺为主的多器官系统损害。

2.临床表现

(1)局部症状:皮肤污染可致接触性皮炎及灼伤,红斑、水疱、溃疡和坏死。眼污染出现失明、流泪、眼痛、结膜充血和角膜灼伤。呼吸道吸入出现鼻咽刺激症状(喷嚏、咽痛、充血等)及刺激性咳嗽。口服可致口腔、咽喉、食管黏膜腐蚀。

(2)全身中毒症状:口服后迅速吸收,除大剂量中毒出现肺水肿和出血外,大多呈渐进式发展,1～7d 内多器官系统相继发生病变:①消化系统:早期恶心、呕吐、腹痛、腹泻及血便,数天后出现黄疸、肝功能异常,甚至肝坏死。②泌尿系统:膀胱刺激症状,尿检异常,可发生急性肾衰竭,多见于中毒后的 2～3d。③肺损害:大量口服者于 24h 内迅速出现肺水肿和出血而致死,非大量口服者于 1～2 周内出现肺浸润、肺不张和胸膜渗出,继而发生肺纤维化,导致 ARDS。较轻者无明显肺浸润、肺不张和胸膜渗出等病变,3 周后出现肺纤维化,最终也因呼吸衰竭而死亡。④心血管系统:中毒性心肌损害,血压下降,心电图 S-T 段和 T 波改变,伴有心律失常、心包出血等。⑤神经系统:精神异常,嗜睡,震颤,脑出血等。⑥血液系统:贫血和血小板减少,甚至有发生急性血管内溶血者。

3.实验室检查   临床各项化验及胸片、肺功能等可能异常,但缺乏特异性。

4.诊断　根据百草枯口服史和以肺损害为主伴有多器官系统损害的临床表现可作出诊断。必要时作毒物鉴定。

5.救治措施

(1)清洗去毒:①皮肤污染,脱去污染衣物后用肥皂水彻底清洗。眼部污染用2%~4%碳酸氢钠液冲洗。②口服后在现场立即以肥皂水催吐。白陶土(又称漂白土)或皂土可吸收百草枯,但必须在1h内服用,亦可用普通黏土以纱布过滤后服用泥浆水,或服活性炭吸附。洗胃液用2%~5%碳酸氢钠加适量肥皂液或洗衣粉,洗胃后给活性炭悬浮液,并用盐类泻剂导泻。必要时予口服复方氯化钠溶液加泻剂(或聚乙二醇)进行全肠道灌洗。

(2)血液灌流:可清除血中毒物,最好能在中毒后24h内,接受10h以上血液灌流。血液透析无效。

(3)解毒治疗:无特效解毒药,临床试用的解毒药物有:①普萘洛尔:与结合于肺的毒物竞争,使其释放然后清除。②大剂量环磷酰胺及地塞米松:防止肺纤维化。③去铁敏和N-乙酰半胱氨酸:抑制百草枯于肺内形成氧自由基。

(4)其他对症处理:①抗过氧化及自由基清除剂:维生素E、维生素C及过氧化物歧化酶(SOD)等。②应用皮质激素,并适当使用抗生素防治继发感染。③补液,维持水、电解质及酸碱平衡。④处理呼吸衰竭、肝损害和急性肾衰竭等。

(5)限制吸氧,氧疗应十分小心,不可用高浓度氧,只有在血氧分压低于40mmHg时,才可用低浓度氧吸入。

(二)苯氧羧酸类除草剂中毒

苯氧羧酸类除草剂为一类具内吸作用的激素型除草剂,包括2,4-滴、2甲4氯、丁酸等,急性中毒以2,4-滴比较多见,主要为口服中毒。

1.中毒机制　中毒机制尚不清楚,2,4-滴有胆碱能、减少胰岛素分泌、抑制肾上腺皮质激素形成、减少肝肾脑和肌肉耗氧量、降低平滑肌张力等作用。对人的毒性作用比实验动物大。

2.临床表现　口服后潜伏期0.5h至数小时,开始恶心、呕吐,很快出现神经症状,如肌束震颤、步态不稳、眼球震颤、面肌抽动、流涎、表情淡漠、嗜睡、全身肌肉疼痛,重者有阵发性痉挛、癫痫样抽搐。可伴有血压下降,一过性血糖增高,心、肝、肾损害和休克等,最后因中枢性呼吸衰竭致死。

3.诊断　根据接触史或口服史和逐步加重的神经系统症状为主的临床表现可作出诊断。但临床症状和实验室检查均缺乏特异性,确诊需进行毒物检测。

4.救治措施

(1)口服后立即催吐、洗胃,洗胃液为2%～4%碳酸氢钠液,洗胃后由胃管注入活性炭悬浮液,用盐类泻剂导泻。皮肤污染用肥皂水和清水彻底洗净。

(2)解毒治疗:无特效解毒药,口服10%硫酸亚铁溶液10ml,每15～30min一次,连续3～4次,可加速毒物分解。

(3)对症和支持治疗:①补液利尿,促进毒物排泄。②早期使用皮质激素,增强机体的应激能力。③以利多卡因、奎尼丁治疗心律失常。④防治抽搐,肌肉痉挛可用副醛等灌肠,癫痫样抽搐应用地西泮或戊巴比妥钠稀释后缓慢静脉注射。⑤静脉注射5%碳酸氢钠碱化尿液,以防治因骨骼肌溶解产生的不利影响。

第三节　食物中毒

一、腌制食品及亚硝酸盐急性中毒

1.中毒原因与机制　许多蔬菜,如菠菜、小萝卜、青菜、小白菜、灰菜、荠菜等都含有较多的硝酸盐和亚硝酸盐类物质,特别是陈腐或煮熟后剩余的,或者是新腌泡制的蔬菜及咸菜,于腌制1周左右时含亚硝酸盐最高。如果饮用含亚硝酸盐或硝酸盐的苦井水,因摄入过多的硝酸盐或亚硝酸盐类而引起中毒。误将亚硝酸盐作为食用盐将会发生严重中毒。

某些肉食加工厂或家庭腌制成肉或卤制熟食时,为使肉色美观,加入较多的硝酸盐。过食保存或腌泡不当的蔬菜,或卤制不合格的肉类,甚至误食亚硝酸盐的量达到0.2～0.5g时即可出现中毒的表现。

食入的硝酸盐在肠道内硝酸盐酶原菌的作用下,能还原为亚硝酸盐,同苦井水中的亚硝酸盐或工业用盐亚硝酸钠同样具有毒性作用。被吸收入血后,能将正常的血红蛋白氧化成高铁血红蛋白,造成高铁血红蛋白血症。高铁血红蛋白不能与氧结合,故红细胞失去运输氧的能力,导致机体各组织、器官缺氧。如果血液内高铁血红蛋白的含量超过血红蛋白总量的1.7%,即可出现皮肤、黏膜青紫发绀。

2.临床表现　纯亚硝酸盐中毒的潜伏期一般为10～15min。由于大量食入青菜类引起亚硝酸盐中毒的潜伏期为1～3h,长者可达20h。

中毒的一般表现为精神萎靡、头晕、头痛、乏力、心悸、嗜睡、烦躁不安、呼吸困难,伴有恶心、呕吐、腹胀、腹痛、腹泻等症状。

亚硝酸盐类中毒后,如果有20%的血红蛋白变成高铁血红蛋白,中毒者可出现明显缺氧的表现,口唇、面部、指(趾)端发绀,还可有头晕、头痛、精神萎靡、嗜睡、反应迟钝,重症者意识丧失。有的中毒者恶心、呕吐、腹痛、腹泻。由于亚硝酸盐还能松弛小血管的平滑肌,故重症患者的血管扩张,导致血压下降,心率增快。严重缺氧持续时间较长者也能出现呼吸衰竭,危及患者的生命。

3.救治措施

(1)一旦确定有亚硝酸或硝酸盐类食物中毒时应立即催吐,或用1∶5000高锰酸钾溶液或温水洗胃。洗胃后给50%硫酸镁40～50ml导泻,尽量排出毒物。

(2)发绀比较明显者给予吸氧,呼吸衰竭者给予人工呼吸或使用呼吸机。

(3)静脉输入葡萄糖与维生素C,使高铁血红蛋白还原为血红蛋白,恢复红细胞运送氧的功能。

(4)化学性紫绀明显者,可给予1%亚甲蓝1～2mg/kg,用葡萄糖液稀释后静脉注射或静脉滴注。

(5)病情严重者输新鲜血或用换血疗法。

(6)有血压下降、四肢湿冷等休克表现者应及时予以纠正。

二、毒蕈中毒

1.中毒原因与机制　　毒蕈内含有毒蕈碱、毒肽、毒蕈溶血素等毒性物质,只有部分毒蕈经高热烹调法能够达到解毒,大多数毒蕈用此法难以去掉其毒性。毒性物质不仅能引起胃肠道反应,还能损伤内脏,有的还会破坏红细胞,发生溶血。

2.临床表现　　人食入毒蕈后,多在数小时或十几个小时发病。最常见的是胃肠道症状,患者恶心、呕吐、腹痛、腹泻。吐泻严重者呈脱水状态,常有血容量不足,电解质紊乱,甚至血压下降,出现休克,患者心搏加快,呼吸急促。有的患者神经、精神方面症状突出,如烦躁不安,精神错乱,肢体麻木,活动障碍,甚至抽搐。还有的患者出现面色苍白、巩膜黄染、尿黄等溶血表现。

3.救治措施

(1)立即刺激患者咽部,引起呕吐反射,尽量吐出胃内残留之毒物,必要时洗胃、导泻。

(2)输入葡萄糖液,保障患者的入量及所需热量,补充丢失的钾、钠电解质。

(3)巯基药物解毒,二巯丁二钠0.5～1g稀释后静脉注射,每6h重复1次,症状改善后减量。或用5%二巯丙磺钠5ml肌内注射,每6h重复1次,症状改善后减量。巯基药对毒蕈肽类毒素有解毒作用,保护巯基酶的活性。

(4)阿托品可解痉止痛,对腹痛症状明显者可减轻症状。

(5)肾上腺皮质激素对毒蕈溶血素引起的溶血性贫血疗效较好。

(6)有肝脏损害、肝功能异常者需予以保肝药,并追查肝功能恢复情况。

三、发芽土豆中毒

1.中毒原因与机制　发芽或青绿色土豆含龙葵素较高,特别是土豆芽、芽胚、芽孔周围,或土豆皮内呈青绿色部位,龙葵素含量更高。过高含量的龙葵素对人体有害,不仅有胃肠道反应,也可出现化学性紫绀,还能抑制呼吸中枢。

2.临床表现　过食发芽或青绿色不熟的土豆,几十分钟或数小时即可出现口咽部灼热、发痒,伴恶心、呕吐或腹痛、腹泻,严重者可以脱水,导致血压下降及电解质紊乱。部分患者口唇发绀、呼吸困难。重危患者有神经系统表现,可瞳孔散大,肢体抽搐,甚至呼吸中枢麻痹。

3.救治措施

(1)对急性中毒者首先催吐,必要时用2%碳酸氢钠或1∶5000高锰酸钾溶液洗胃。然后给患者喝适量食醋,加速龙葵素的分解,最后用50%硫酸镁40～50ml导泻。

(2)静脉输液不仅能补充丢失的体液,也能促进毒物排泄。同时注意维持电解质平衡。

(3)有化学性紫绀者给予吸氧,酌情静脉输注亚甲蓝和维生素C。

四、棉籽中毒

1.中毒机制　棉籽含棉酚类,尤其是游离棉酚系血液毒和细胞原浆毒类酚苷,食用后可以损伤人体的神经、血管和内脏,发生毒性反应。

2.临床表现　人若长期或大量食用棉籽、粗制的棉籽油或榨油后的棉籽饼发生中毒时,出现纳食不佳、恶心、呕吐、腹胀、便秘、腹痛、便血等胃肠道症状,还可以有头晕、嗜睡、口渴、多尿。由于排尿量显著增加,中毒者丢失大量电解质,血钾、钠、钙的水平低于生理正常值,患者不仅四肢麻木无力,甚至呈软瘫状态。如果未能及时予以纠正,则容易发生呼吸肌麻痹或心搏骤停。在炎热夏季,棉籽中毒者还可以出现高热、面部肿胀、皮肤潮红、瘙痒症状。久食棉籽油者,女性有闭经现象,男性产生精子受到阻抑,甚至发生不育或绝育。

3.救治措施

(1)及早催吐,必要时洗胃和导泻。

(2)测定血钾、钠、钙的浓度,并根据血电解质稳定与否决定是否心电监护,有电解质紊乱者,尤其是低血钾更应及时纠正。

(3)夏季棉籽中毒者,出现高热时给予温水擦浴或药物降温,皮肤红肿瘙痒者适当给予抗过敏药如息斯敏、赛庚啶等。

(4)男女患者出现生殖系统功能变化时,可由泌尿科、妇科诊疗,也可配合中医、中药调理。

五、河豚中毒

河豚常见的有星点东方河豚、豹纹东方豚、虫纹东方豚等品种。分布于我国沿海大江河口,是一种肉味鲜美但含有剧毒的鱼类。河豚鱼的毒素主要有河豚毒及河豚酸两种,集中在卵巢、睾丸、肝、肠等组织和血液中。河豚的毒素毒性稳定,经盐腌、日晒和烧煮均不能被破坏。其毒性强,较剧毒的氰化钾还要大1000多倍。

河豚毒素能使神经麻痹,阻断神经肌肉的传导、感觉、运动,主要使脑干中枢和神经末梢麻痹,其毒素经胃肠道及口腔黏膜均可吸收。

1.临床表现　河豚毒素中毒的特点是发病急剧。一般可在食后半小时至3h内迅速发病,病情进展快,发病后4～6h可发生死亡。典型病例是开始全身乏力,胃部不适、恶心、呕吐、腹痛、腹泻,继之出现口唇、手指、舌尖麻木,随之病情继续进展,四肢肌肉麻痹,共济失调,丧失运动能力,导致瘫痪。重者吞咽困难,言语不清,呼吸困难,心律失常,昏睡昏迷,最后引起呼吸中枢麻痹和血管运动中枢麻痹而死亡。

河豚毒素在人体内解毒和排泄较快,如发病超过8～9h者多可存活。

2.救治措施

(1)争取尽快排出毒物,用0.5%碳酸氢钠溶液洗胃。洗胃完毕时,从胃管注入硫酸镁溶液导泻。

(2)及时补液,并维持水与电解质平衡,促进毒物排泄。

(3)肌肉麻痹用番木鳖碱2mg肌肉或皮下注射。

(4)呼吸困难者可用洛贝林等肌内注射。一般认为尽早应用肾上腺皮质激素,可收到良好的疗效。

应禁止出售和食用河豚,必须严格规范生产加工过程,经鉴定合格,证明无毒,方能出售。河豚死后,毒素可渗入肌肉中,所以不要吃未经加工处理的河豚。同时加强"河豚有毒,不能食用"宣传教育工作。

六、鱼胆中毒

1.中毒机制　鱼胆的主要毒性成分是胆酸、鹅去氧胆酸及鹅牛磺酸等,具有细胞毒作用及组胺类致敏作用,食用后主要损害肝、肾,可导致急性肾衰。

2.临床表现　食用后出现恶心、呕吐、腹痛、腹泻、肝区痛、肝肿大、黄疸、少尿、浮肿、急性肾衰等,部分患者出现四肢远端麻木、下肢外周神经瘫痪、抽搐、昏迷、心动过速、心力衰竭。

3.救治措施

(1)洗胃。

(2)保护肝、肾功能。

(3)急性肾衰时应尽早作血液透析或腹膜透析。

(4)应用糖皮质激素,减轻机体对毒素的反应。

参考文献

1.王振杰,何先弟,吴晓飞.实用急诊医学.第 4 版.北京:科学出版社,2016.

2.李树生.急诊临床诊疗指南.第 3 版.北京:科学出版社,2018.

3.崔守永.实用急诊掌中宝.北京:化学工业出版社,2015.

4.黄子通,于学忠.急诊医学.第 2 版.北京:人民卫生出版社,2014.

5.曹小平,曹钰.急诊医学.北京:科学出版社,2018.

6.许铁.急救医学.南京:东南大学出版社,2010.

7.刘大为.实用重症医学.第 2 版.北京:人民卫生出版社,2017.

8.张彧.急诊医学.北京:人民卫生出版社,2010.

9.熊旭东,胡祖鹏.实用危重病急救与进展.北京:中国中医药出版社,2014.

10.王育珊.急救医学.第 2 版.北京:高等教育出版社,2015.

11.罗翌.急救医学.北京:人民卫生出版社,2012.

12.魏蕊,魏瑛.急救医学基础.北京:人民卫生出版社,2015.

13.姜笃银,邵明举,王兴蕾.急救医学.山东:山东大学出版社,2015.

14.孟昭泉,孟靓靓.新编临床急救手册.北京:中国中医药出版社,2014.

15.都鹏飞,杨明功,龚维龙.中毒急救手册.第 4 版.上海:上海科学技术出版社,2016.